野菜が決め手！栄養の「こつ」

Q&Aでよくわかる健康生活のための野菜のとり方

柴田書店

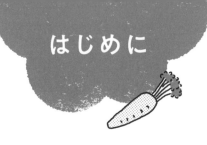

はじめに

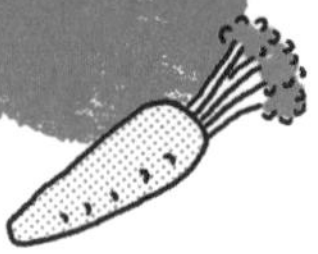

新型コロナウィルス感染症の拡大をきっかけに、誰もが健康の大切さを痛感し、健康を意識するようになりました。私たちの健康を大きく左右するのは食べものです。健康への第一歩は、自分が食べている食品に目を向けることからはじまります。現在、「健康日本21」(厚生労働省)では、健康のために野菜を毎日350g以上食べることを推奨しています。けれども、日本人の野菜の平均摂取量は350gに手が届かないどころか、この数年間、減少傾向にあるのが実状です。

なぜ野菜の摂取量が増えないのでしょうか? 理由のひとつは「健康によい」という漠然としたイメージはあるものの、具体的にどのような形で健康に役立つかが広く知られていないため、野菜をとった効果を実感しにくいことにあると思います。野菜と同じように健康によいことで知られるタンパク質の場合、体のあらゆる組織の原料であり、体の機能に関わるホルモンや酵素、免疫細胞などの原料でもあることが広く知られており、筋肉の増強や免疫力アップ、肌のハリやツヤを実感できます。このため、若年層から中高年にかけてタンパク質を意識してとる人が多くいますが、最近ではフレイル(加齢による機能低下で心身ともに脆弱になった状態)の予防に役立つことがわかり、高齢者のタンパク質摂取量も増えつつあります。現に、この数年間のタンパク質の平均摂取量は着実に増えています。

野菜に目を向け、どのような形で健康に役立つかを知れば、タンパク質と同じように、その健康効果を実感できるようになります。たとえばタンパク質と野菜の組み合わせ。じつは、タンパク質が豊富な食品をとっても、ビタミンやミネラルが不

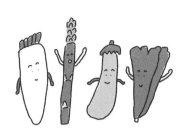

足していれば、とったタンパク質のすべてが体内組織などの原料にはなりません。ビタミンやミネラルが豊富な野菜と組み合わせると、タンパク質は体内でしっかり利用されるようになります。ためしに野菜を毎日350g以上とり、ご自分の髪の毛を意識して観察すると、このことがよくわかります。髪の毛の主成分はタンパク質で、1カ月に約1cmのびます。2~3カ月ぐらいすると髪の毛の根元が太くなり、髪が多くなったように感じることでしょう。野菜にはビタミンやミネラル以外にもさまざまな健康効果を示す成分が多く含まれています。野菜のもつ栄養成分が具体的にどのように健康に関わっているかを知れば、野菜の健康効果を実感できるようになるでしょう。

本書では、普段の食生活の中で多くの人がふと立ち止まるような野菜の栄養に関わる疑問を取り上げています。このほかにもさまざまな疑問があると思います。本書で、その疑問に対する直接的な答えが見つからなくても、少しでも答えを導き出せるように、ここでは科学的な根拠や最近の研究成果を踏まえ私なりの解説を試みました。本書が野菜に目を向けるきっかけになり、みなさんが将来にわたり健康に過ごすためのお役に立つ内容がひとつでもあれば、著者としてこれほど嬉しいことはありません。

二〇二三年四月

佐藤秀美

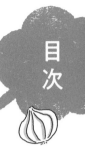

目次

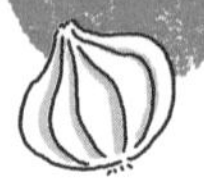

PART 1

野菜の大切さ ——今、ここまでわかっています

PART 2 野菜1日350gをとるこつ

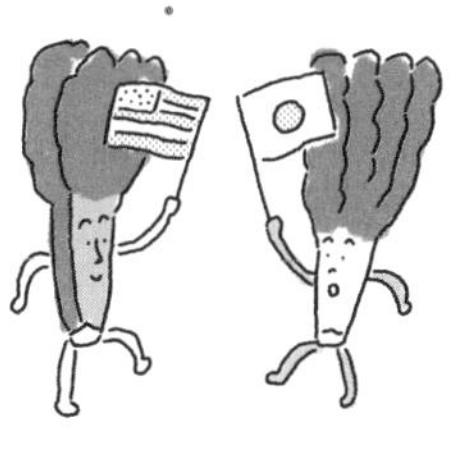

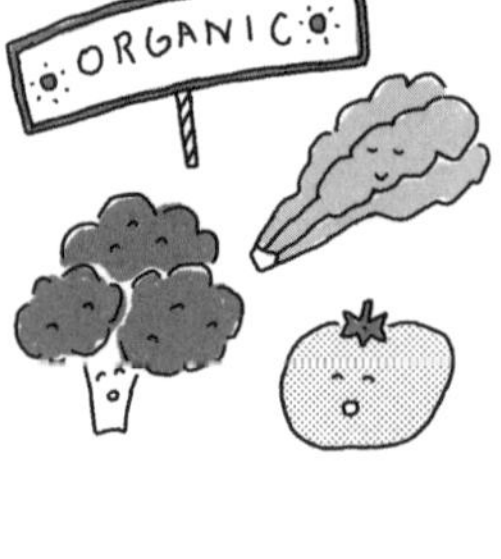
ORGANIC

栄養と健康、きほんの知識

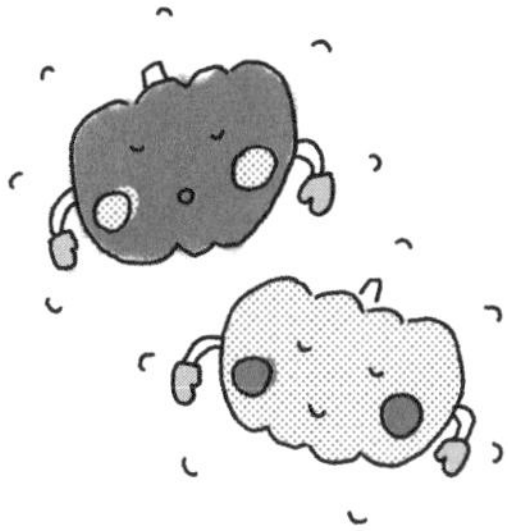

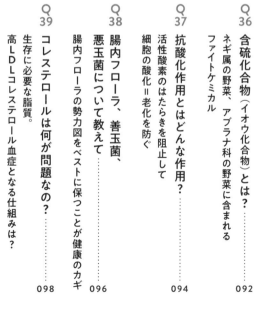

PART 4

知っていますか、野菜のこと

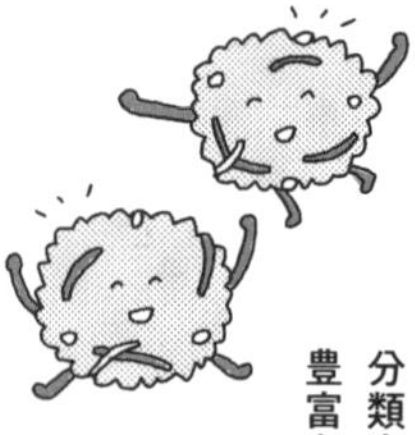

PART 5 野菜の栄養をトクする調理のこつ

AD　細山田光宣
デザイン　能城成美（細山田デザイン事務所）
イラスト　こいずみめい
写真　天方晴子
DTP　㈱明昌堂
編集　木村真季

＊本書一部に、『栄養「こつ」の科学』（柴田書店、2010年刊）の収録内容を大幅リニューアルして使用しています。

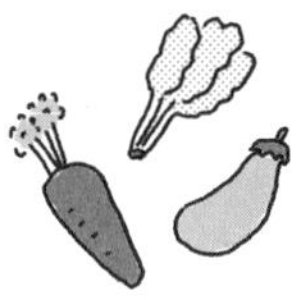

PART 1

野菜の大切さ——今、ここまでわかっています

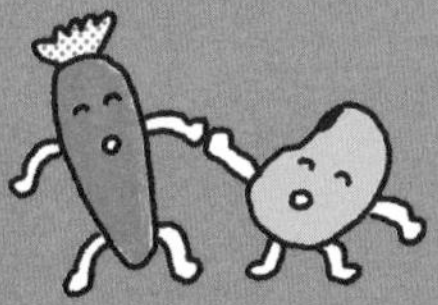

「炭水化物やタンパク質だけでなく、もっと野菜を食べよう」。昔からいわれてきたことですから、野菜が体によいことは皆知ってはいるのです。ただし、「どうして野菜が健康にとって大切なのか」に関する科学的根拠は、日進月歩で更新されています。これを知れば、野菜の大切さがもっとよくわかります。

Q01

野菜の大切さ

なぜ野菜が大切なの？

低カロリーで重要な栄養がとれる＆生活習慣病の予防効果大！

野菜が大切とされるおもな理由は次の3点です。

①栄養素【ビタミンやミネラル】の供給源だから
②機能性成分【食物繊維やファイトケミカル】の供給源だから
③低エネルギーで満腹感が得られるから（エネルギーの過剰摂取を防ぐ）

栄養素（①）とは、生命を維持するために欠かせず、かつ体内ではつくられず食品からとらなければならない成分のことです。これに対し機能性成分（②）は、それがなくとも生命維持はできるけれど健康の維持・増進に役立つ成分です。

野菜に期待されるおもな栄養素はビタミンとミネラル、機能性成分としては食物繊維やファイトケミカル（ポリフェノールなど植物性の化合物）があげられます。

厚生労働省は日本人の健康の維持・増進を目的として、1日に必要なビタミンやミネラルや食物繊維の摂取量（推奨量、目安量、目標量）を示し[*1]、そしてこれを満たすためには「1日に野菜を350g以上食べる必要がある」とした数値目標[*2]を掲げています。もちろん、野菜のほかにもビタミン、ミネラル、食物繊維を含む食品はありますが、低エネルギーでこれらを十分にとれる食品といえば、野菜が一番です。

近年はさらに、ファイトケミカルへの注目度が高まっています。アントシアニンやフラボノイドなどのポリフェノール類、イソチオシアネート類（いずれも抗酸化力をもつ）などが有名ですが、ほかにもさまざまなファイトケミカルが相次いで発見されており、それらには脂質異常症、糖尿病、高血圧症などの生活習慣病の予防、がん予防、抗アレルギー作用などがあることが数多くの疫学調査や臨床研究でわかってきています。

野菜を食べることが生活習慣病の予防につながる

生活習慣病の第一歩とされる、肥満。その原因のひとつが、肉類などからの脂肪のとり過ぎです。野菜は脂質がきわめて少なくエネルギー量（カロリー）が低いうえ、豊富な食物繊維によって満腹感が得られます。野菜を多く食べればその分肉などを食べる量が減り、エネルギー摂取量はおのずと減るため、肥満予防につながります。

日本人の死因第1位（1981年〜）であるがんも生活習慣病のひとつですが、がん予防と野菜との関連も科学的に明らかになってきています。世界保健機関（WHO）と国連食糧農業機関（FAO）は'03年に「野菜にはおそらくがん予防効果がある」と報告。'07年には世界がん研究基金が「野菜はがん予防にきわめて重要である」と発表し、毎日400g以上の野菜摂取を推奨しています。日本の食生活の欧米化にともない急増する生活習慣病の予防に、野菜は大いに役立つというわけなのです。

*1「日本人の食事摂取基準」（数値などは5年ごとに改訂される）
*2「21世紀における国民健康づくり運動（健康日本21）」より（平成14〜24年度、第二次平成24年度〜）――国民の健康寿命を延ばすために食品の摂取量等に具体的な目標値をあげたもの。

［野菜の栄養成分］

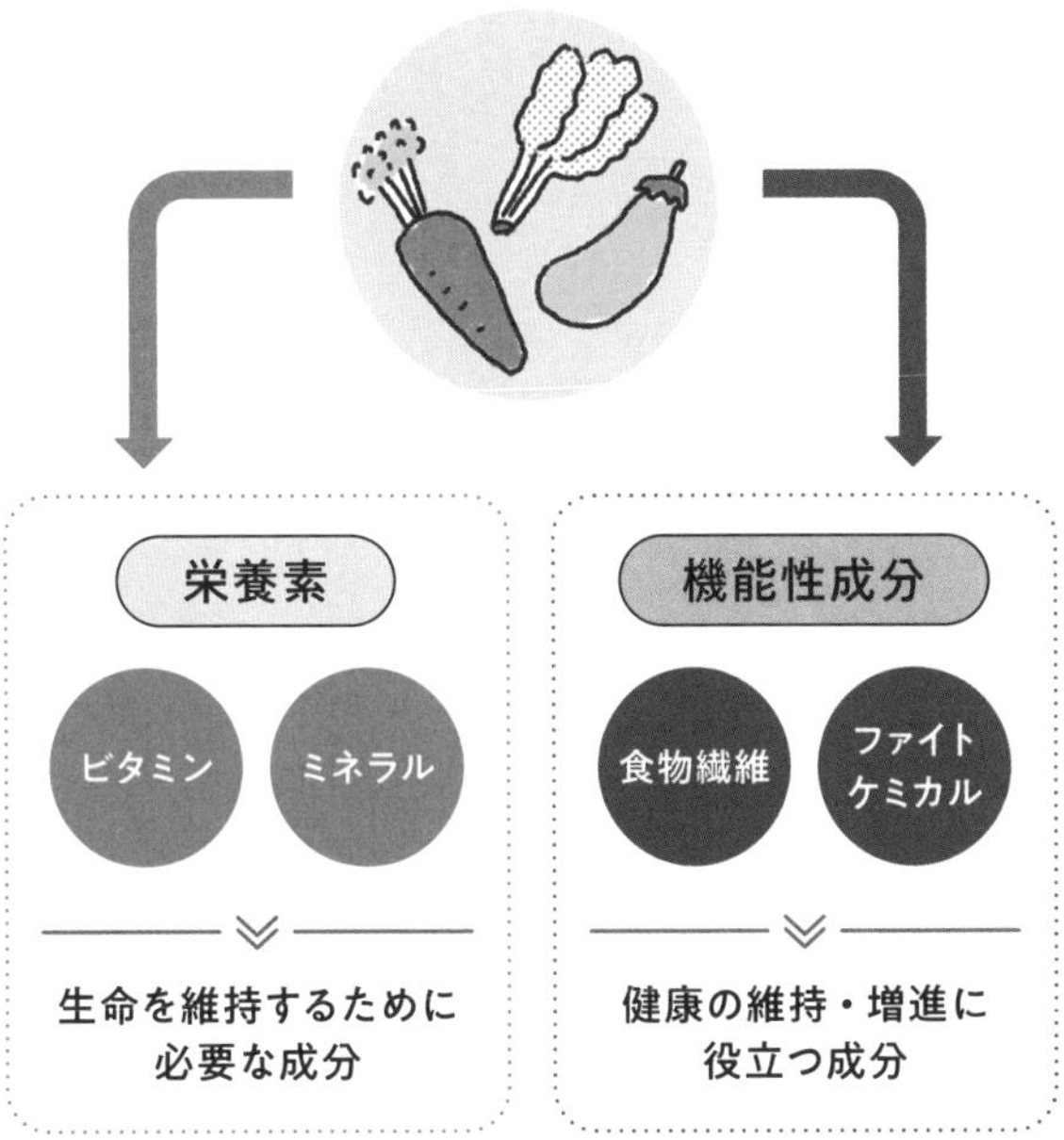

Q02

野菜の大切さ

体づくりの根幹、タンパク質との関わりに注目
ビタミンとミネラルはなぜ大切？

最近は野菜の機能性成分に対する注目度が高まっていますが、とはいえ「野菜の大切さ」の一番の眼目は、ビタミンとミネラルです。

ビタミンとミネラルはともに、一般には「体の機能を整えるための潤滑油」のはたらきをする栄養素である、と説明されていますが、じつは体づくりの根幹である「タンパク質の吸収・利用」にも欠かせません。

タンパク質については、アスリートの筋肉増量から高齢者のフレイル予防まで、昨今その重要性が幅広く注目されています。じつはそこにも、ビタミンとミネラルが関わっているのです。

体をつくる「原料」は、タンパク質

ヒトの体は、水分と脂質を除くとほとんどがタンパク質でできています。筋肉、内臓、骨、皮膚、爪などの主成分もタンパク質です。

生命を維持するためにはタンパク質をとることが欠かせないわけですが、食品に含まれるタンパク質を体のタンパク質に変換する際に、ビタミンとミネラルが欠かせません。

たとえば骨。骨は、タンパク質でできているイメージがあまりないようですが、骨の屋台骨をつくる成分はコラーゲンと呼ばれるタンパク質です。

骨のタンパク質は540日間でその半分が新しく生まれ変わります。皮膚と筋肉のタンパク質の半分が入れ替わる時間は約180日間。肝臓、腸、すい臓、腎臓のタンパク質は約10日間で半分が生まれ変わるといわれています。見た目は変わらなくても体の組織は刻々と新

しく生まれ変わっているのです。ちなみにこのタンパク質の入れ替わりのスピードは、若い人でも100歳の高齢者でも、生きている限りほぼ同じであるといわれています。生命を維持するためには日々つねに新しいタンパク質をとることが欠かせないわけです。

食品中のタンパク質を体組織に変えるには、ビタミンとミネラルが必要

食品の中でタンパク質は肉類、魚介類、卵、大豆食品、乳製品に多く含まれています。ただし、食品中のタンパク質がそのまま体内で利用されるわけではありません。

食品のタンパク質は消化過程でアミノ酸に分解され、腸で吸収された後、これを原料として体内組織のタンパク質がつくられるのですが、その際にビタミンやミネラルが必須となります。とくに重要なものとして、ビタミンB6（体内でのタンパク質の分解や合成に関わる）、ビタミンA（β《ベータ》カロテン（＊）／細胞の再生に関わる）、亜鉛（体内でのタンパク質の合成に関わる）があげられます。

＊βカロテンは体内で必要に応じてビタミンAに変換される（プロビタミンAと呼ばれる）。

［ 体のタンパク質をつくるために必要な栄養素 ］

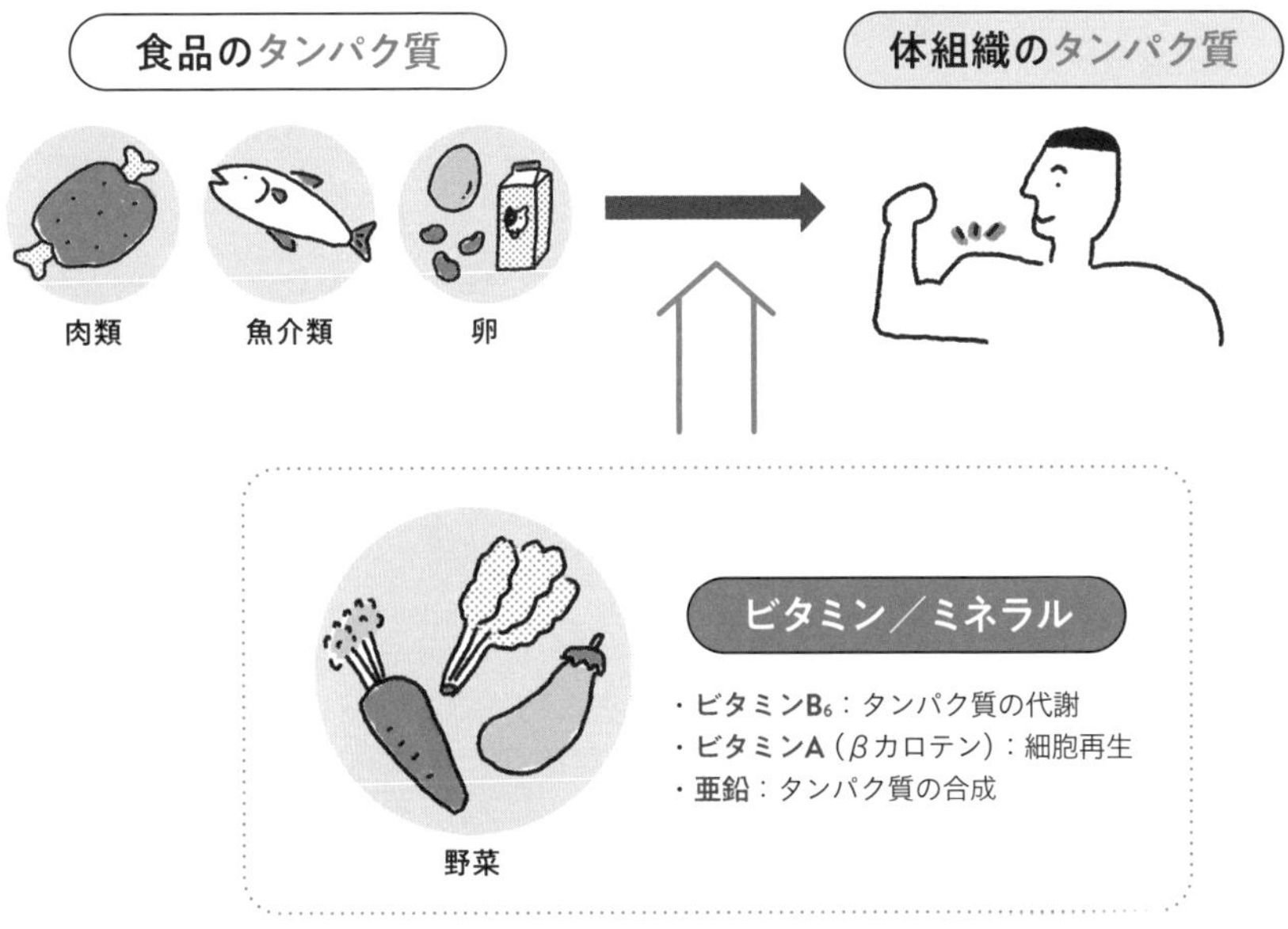

いくら食品からタンパク質をとっても、ビタミンやミネラルが足りていなければ、体の組織の原料として有効に使うことができません。

糖質や脂質をエネルギーに変えるにも、ビタミンが必須

また、体内でタンパク質を合成するためにはエネルギーも必要です。

エネルギー源となるのはおもに糖質と脂質ですが、これらを体内でエネルギーに変換するためにも、ビタミンB群（B_1、B_2、ナイアシンなど）が必要となります。

ビタミンやミネラルには多様な種類があり、それを含む食品も多岐にわたりますが、なかでも野菜は重要な供給源で、必要なビタミンやミネラルをまんべんなくとるためには野菜を食べることがもっとも効率的。

だから野菜が大切なのです。

［エネルギーをつくるために必要な栄養素］

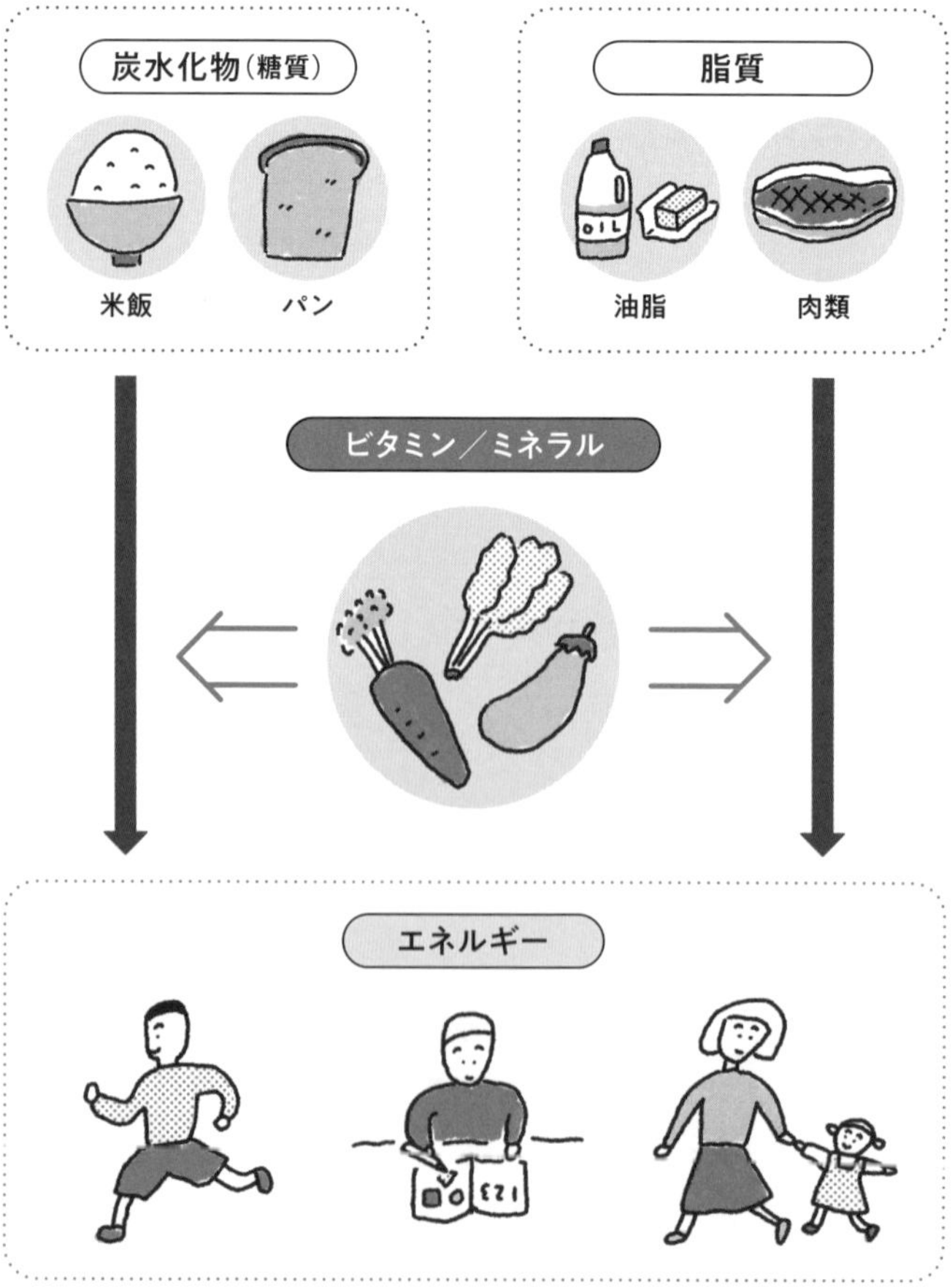

Q03

野菜の大切さ

厚生労働省が示す「野菜の摂取目標量」と、その根拠 「野菜1日350g以上」って誰が決めた？

健康を維持するための必要量

「野菜を1日350g以上食べることが大切」――という文言を、日常の中でも目にしたり耳にしたりすることが多くなりました。

この数字は、厚生労働省の定めた「成人の1日あたりの野菜の摂取目標(*)」に依っています。生活習慣病などを防ぎ、健康を維持するために必要と考えられる量として示されています。市販の野菜ジュースのパッケージに書かれた「350g分の野菜使用」という表現も、コンビニのお惣菜に貼られた「1日に必要な野菜の1/3がとれる」というシールも、この「野菜1日350g以上」を前提にしたものです。

「350g以上」の根拠は、循環器疾患やがんの予防に効果的にはたらくカリウム、食物繊維、抗酸化ビタミン（βカロテン、ビタミンE、ビタミンC等）などの成分を摂取するためには野菜350～400gの摂取が必要だから。ちなみに2021年の統計によると、日本人の死因のうち第1位はがん（26・5%）、2位が心臓病（14・9%）、3位が老衰（10・6%）、4位が脳卒中（7・3%）であり、これらのうち、がん、心臓病、脳卒中はまさに、カリウム、食物繊維、抗酸化ビタミンが予防に効果的であると考えられています。

*「21世紀における国民健康づくり運動（健康日本21）」――国民の健康寿命を延ばすために食品の摂取量等に具体的な目標値をあげたもの。

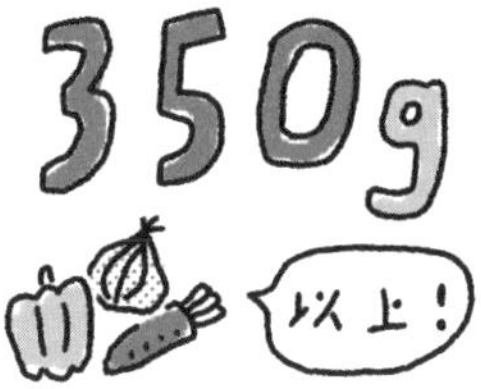

Q04

野菜の大切さ

そもそも「野菜」とは何？

栄養学上での定義と分類――「緑黄色野菜」と「その他の野菜」

野菜にはさまざまな分類のしかたがあります。学術上でも、植物、農業、栄養、経済などの各分野で、それぞれの視点に基づいて野菜を定義づけし、分類しています。本書で扱うのは、もちろん栄養面での分類です。「国民健康・栄養調査」（厚生労働省）や「日本食品標準成分表」（文部科学省）の定義にしたがって野菜を【緑黄色野菜】と【その他の野菜】に分類しています。「1日350g以上の野菜」の「野菜」も、この定義に基づいています。

「緑黄色野菜」の定義とは？

「緑黄色野菜」は、一般に「緑色、黄色、赤色などの色の濃い野菜」ととらえられていますが、厚生労働省による緑黄色野菜の定義は、「原則として可食部100gあたりの【β《ベータ》カロテン当量】が600μg（マイクログラム）以上の野菜」です。

βカロテンは、体内で必要に応じてビタミンAに転換され、ビタミンAとして効力を発揮します（これをプロビタミンAといいます）。ほかに、αカロテンとβクリプトキサンチンも、転換率はβカロテンの半分ながらやはりプロビタミンAです。「βカロテン当量」とはαカロテンとβクリプトキサンチンをβカロテン相当量に換算してβカロテンと合計し

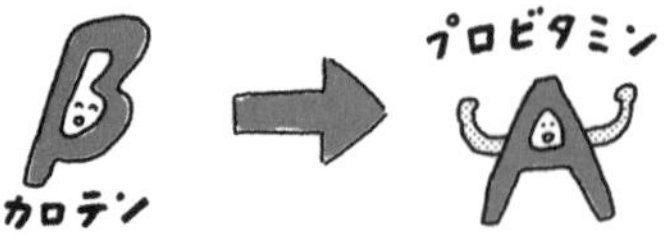

βカロテン当量（μg）
=βカロテン量（μg）
+1/2αカロテン量（μg）
+1/2βクリプトキサンチン量（μg）

た量のことです。

要は、プロビタミンAの量が「緑黄色野菜」と「その他の野菜」を線引きする指標であるということです。ただし、トマトとピーマンは、可食部100g中のβカロテン当量が600μg未満ですが、食べる回数や量が多いことから、緑黄色野菜に分類されています。

ちなみに、βカロテンもαカロテンもβクリプトキサンチンも、カロテノイドと呼ばれる色素（黄色～赤色）の一種です。緑黄色野菜にはほかにも多数のカロテノイド系色素があり、いずれも体内の活性酸素の害を抑える抗酸化作用があります。また、緑黄色野菜はβカロテンだけではなくビタミンCも豊富で、ビタミンK、葉酸、ミネラルなども多く含んでいます。

「その他の野菜」とは、緑黄色野菜以外の野菜

「その他の野菜」はかつて淡色野菜とも呼ばれ、一般に「色の薄い葉や茎を食べる野菜」ととらえられていますが、前述の定義でいうと、緑黄色野菜ではない、つまり「βカロテン当量が600μg未満」の野菜です。この基準により、たとえば、芽キャベツは緑黄色野菜ですが、一般的なキャベツは「その他の野菜」に分類されます。

ジャガイモやサツマイモは「いも類」に分類

私たちが日常的によく口にする野菜の分類名に「葉物野菜」「茎野菜」「果菜」「香辛野菜」「根菜」などがありますが、厚生労働省の定義からいえば、その多くが「その他の野菜」になります。また、いわゆる根菜でもサツマイモやジャガイモ、サトイモなどは「野菜類」ではなく「いも類」に分類されます。

［“野菜”の分類例］

品 目	国民健康・栄養調査（厚生労働省）		野菜生産出荷統計等（農林水産省）
白菜	野菜類	その他の野菜	葉茎菜類
キャベツ		その他の野菜	葉茎菜類
ホウレン草		緑黄色野菜	葉茎菜類
玉ネギ		その他の野菜	葉茎菜類
ナス		その他の野菜	果菜類
トマト		緑黄色野菜	果菜類
サヤインゲン		その他の野菜	果菜類
ソラ豆		その他の野菜	果菜類
ショウガ		その他の野菜	香辛野菜
大根		その他の野菜	根菜類
ニンジン		緑黄色野菜	根菜類
ヤマノイモ	いも類		根菜類
ジャガイモ	いも類		根菜類
シイタケ	きのこ類		—

Q05

野菜の大切さ

できるだけいろいろ、にこだわる
野菜350g——内訳は何でもよい？

日本人がよく食べている野菜はなんでしょう。統計によると、緑黄色野菜ではピーマン、トマト、ニンジン、ホウレン草の4種類でその61％を占めています。一方、いわゆる淡色野菜では、キャベツ、キュウリ、大根、玉ネギ、白菜の5種類で、その72％を占めます。

この9種類が、日本の食卓でもっとも一般的な野菜といえるでしょう。

そのうちの7種類の野菜のビタミン、ミネラル、食物繊維の量を比較してみました（左の表参照。ピーマンを100とした際の割合を示したもの）。同量で比較していますが、野菜ごとに各栄養素の量がかなり異なることがおわかりでしょう。裏返せば、複数の野菜をとることで幅広く、十分に栄養素がとれる、といえます。

緑黄色野菜であるピーマン、トマト、ニンジンは当然βカロテン（プロビタミンA＝体内でビタミンAに変換される）を多く含みますが、βカロテンをほとんど含まないいわゆる淡色野菜は、それ以外のビタミンやミネラルを、ものによっては緑黄色野菜以上に含んでいます。

「野菜350g」と聞くと、ついその重さだけにこだわってしまいがちですが、同じ種類の野菜を350g食べても必要な栄養素を十分にとることはできません。「できるだけ多くの種類の野菜」から350g以上をとることが大切です。

［野菜の栄養素量の比較（ピーマンを100とした場合）］

	緑黄色野菜			淡色野菜			
	ピーマン	トマト	ニンジン	キャベツ	キュウリ	大根	玉ネギ
エネルギー	100	100	150	105	65	82	168
カリウム	100	111	142	105	105	121	79
カルシウム	100	64	236	391	236	209	155
マグネシウム	100	82	82	127	136	91	82
鉄	100	50	50	75	75	50	75
亜鉛	100	50	100	100	100	50	100
βカロテン（プロビタミンA）	100	135	2075	13	85	0	0
ビタミンE	100	113	63	13	38	0	13
ビタミンK	100	20	90	390	170	0	0
ビタミンB_1	100	167	233	133	100	67	133
ビタミンB_2	100	67	200	100	100	33	33
ビタミンB_6	100	42	53	58	26	26	74
葉酸	100	85	88	300	96	127	58
ビタミンC	100	20	8	54	18	14	9
食物繊維	100	43	104	78	48	57	65

参考文献：日本食品標準成分表 2020年版（八訂）

■ ピーマンよりも多い　□ ピーマン以下

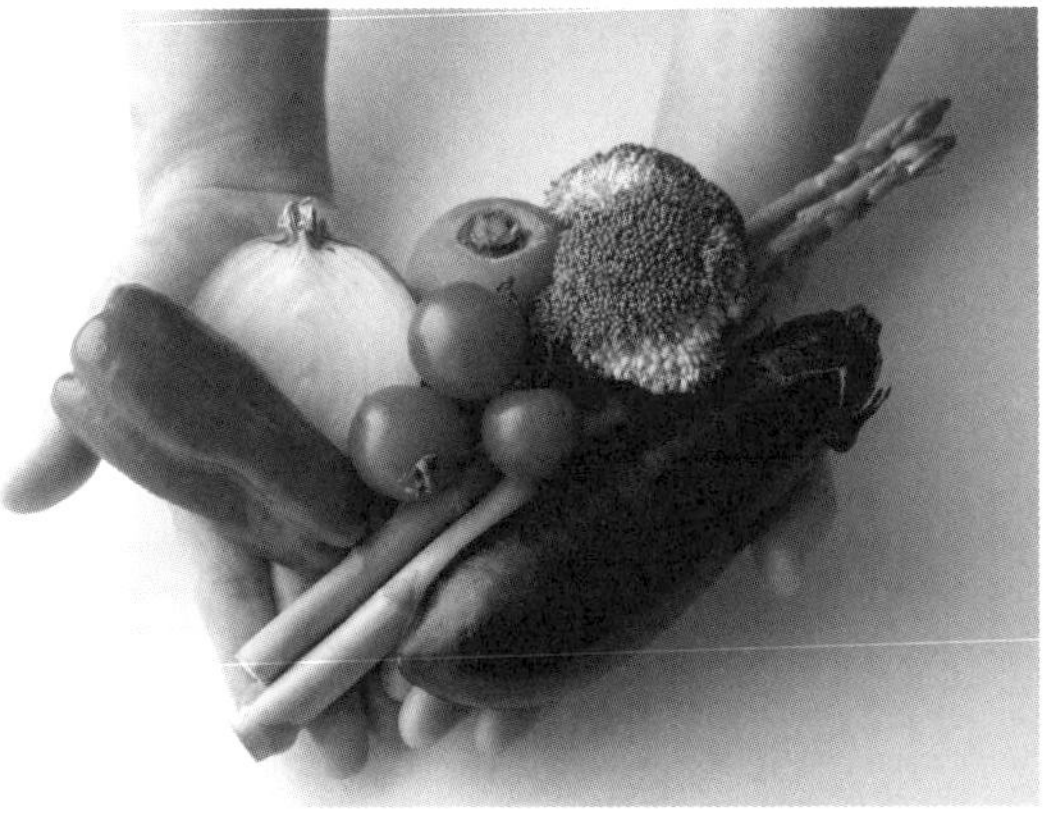

両手いっぱいにのる量
——野菜350gの目安

Q06

野菜の大切さ

未病の予防に、野菜が大切？

日々の健康＆生活習慣病予防のカギ。野菜の栄養研究、進展中！

「野菜をとること」がこれほど具体的に、大きく推奨されるようになった背景には、日本人の健康問題の現状、そして、栄養関連分野の研究の飛躍的な発展があります。

日本では戦後の高度経済成長期に食の欧米化が進み、人々のタンパク質やエネルギーの摂取量が増え、平均寿命はぐんとのびました。が、その一方で、生活習慣病の増大という新たな問題が生じています。かつて私たちは「長生き」を目指していましたが、現在は「健康寿命を延ばす」、つまり寝たきりや介護サービスを必要としない、日常生活に支障のない期間を延ばすことへと、目指す方向が進化しています。この過程で「未病」の予防が大切であることが広く認識されるようになりました。

未病とは、病気ではないものの健康とはいえない状態で、たとえば糖尿病にはなっていないけれど血糖値が高い、脂質異常症ではないけれど血中コレステロール値が高いといった状態です。これら生活習慣病の予備軍をはじめ、認知機能や運動機能が低下してくることなども、広い意味で未病といえます。

一方、栄養関連分野では、未病の対策に役立つ成分（体の組織の劣化をうながす要因を除く、体の機能のはたらきを助ける……など）についての研究が加速しています。機能性成分や抗酸化物質といった単語が一般にも聞こえてくるようになったのもその影響です。同時に、がぜん注目度が高まったのが野菜。古くから知られてきた栄養とは違う方向からその健康効果が次々と発見されています。

未病を防ぎ、健康寿命を延ばすためには「野菜をとること」が欠かせない——その裏付けが、近年、研究成果として少しずつ積み上げられている状況です。

［生活習慣病や日々の不調の予防にはたらく栄養成分の例］

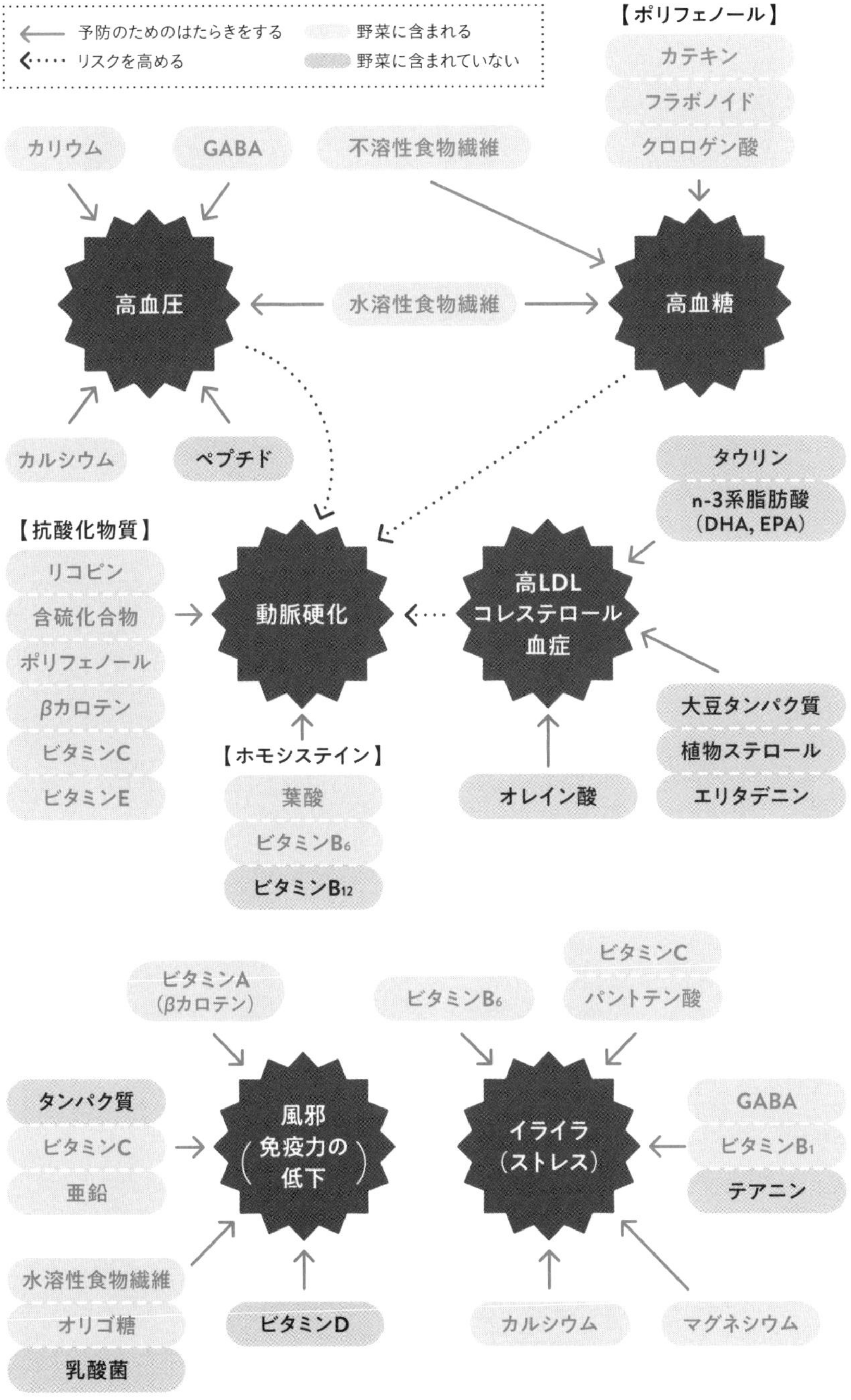
予防のためのはたらきをする
リスクを高める
野菜に含まれる
野菜に含まれていない
【ポリフェノール】
カテキン
フラボノイド
クロロゲン酸
カリウム
GABA
不溶性食物繊維
高血圧
水溶性食物繊維
高血糖
カルシウム
ペプチド
タウリン
n-3系脂肪酸（DHA, EPA）
【抗酸化物質】
リコピン
含硫化合物
ポリフェノール
βカロテン
ビタミンC
ビタミンE
動脈硬化
高LDLコレステロール血症
【ホモシステイン】
葉酸
ビタミンB6
ビタミンB12
オレイン酸
大豆タンパク質
植物ステロール
エリタデニン
ビタミンA（βカロテン）
ビタミンB6
ビタミンC
パントテン酸
タンパク質
ビタミンC
亜鉛
風邪（免疫力の低下）
イライラ（ストレス）
GABA
ビタミンB1
テアニン
水溶性食物繊維
オリゴ糖
乳酸菌
ビタミンD
カルシウム
マグネシウム

Q07

野菜の大切さ

未病対策と野菜①

食事習慣と野菜のとり方で、体脂肪の蓄積を防ぐ
メタボ予防にも野菜が大切？

「メタボ」という言葉はすっかり日常語となりましたが、正式名称をごぞんじですか？　メタボリックシンドローム（内臓脂肪症候群）です。「内臓脂肪の過剰な蓄積に、①脂質異常、②高血糖、③高血圧が組み合わさって心臓病や脳卒中などになりやすい状態」を指します。

肥満には、皮下脂肪の多い「皮下脂肪型肥満」と、内臓周りに過剰に脂肪がたまる「内臓脂肪型肥満」の2つのタイプがあります。生活習慣病を引き起こすのは、内臓脂肪型肥満。そこに先の①②③の3つが重なると心臓病や脳卒中のリスクは36倍になると報告されています。

同じカロリーの食事でも、その「とり方」によって体脂肪のたまり方が変わる

食べたカロリー（エネルギー量）よりも、消費したカロリーのほうが多ければ体重が増え、逆に少なければ体重は減ります。体重1kgは約7000kcalに相当するので、1カ月に1kgを減らすには「7000kcal÷30日」、つまり1日に233kcal分の食事を減らすか、または活動量を増やせばよいことになりますが、メタボ予防の目標はたんに体重を減らすことでありません。体脂肪を減らして生活習慣病を予防することです。近年、摂取カロリーが同じでも、食事のとり方等によって体脂肪の蓄積量が変わってくることが明らかになってきました。

体脂肪の蓄積を抑えるポイントは「食事前後の血糖値の変動幅を小さくすること」です。

血糖値とは血液中のブドウ糖の量で、これは1日の中で「70～140mg／dℓ」の間で変動を繰り返しながら一定の濃度に保たれています。食事でとった糖質が消化

過程で分解されてブドウ糖になり腸で吸収されると、急激に血糖値が高くなります。すると、これに反応してすい臓からインスリン（ホルモンのひとつ）が分泌され、ブドウ糖を血中から細胞に取り込んで血糖値を一定に保とうとします。取り込まれた糖はエネルギー源として利用されますが、余剰分は脂肪としてため込まれます。

お腹が空いた状態、つまり血糖値が低い状態で糖質を摂取すると、血糖値が一気に高くなり、インスリンが過剰に分泌されるため、結果的に体脂肪がたまりやすくなります。これを避けるための基本は、1日にきちんと3食とって血糖値の変動幅を小さくすることです。1食抜けば食事前の血糖値はかなり下がり、食後に急激に血糖値が高くなって変動幅が大きくなります。実際に1日の摂取カロリーが同じでも、朝食を抜いて1日2食にすると、3食の場合に比べて肥満リスクが約5倍高くなることが報告されています。

血糖値の変動幅を小さくするには野菜をとること、野菜を最初に食べること

近年、糖質を含む食品に、タンパク質や油脂、食物繊維を含む食品を組み合わせて食べることで、食後の血糖値の上昇が抑えられることがわかってきました。

糖質と組み合わせる食品は、摂取カロリーを少なくできる点で、野菜がオススメです。野菜の食物繊維が糖質の消化吸収を遅らせ、とくにドロリとした粘りのある水溶性食物繊維はブドウ糖を包み込み、その一部を排泄する作用があります。

また同じ食事内容でも、食べる順番によっても血糖値の変動幅を小さくできます。野菜を最初に食べ、糖質の多いご飯などを最後に食べると、食後の血糖値の上昇が抑えられます。もちろん最初にカロリーの低い野菜料理で胃を満たすことで、全体の食事量（カロリー）を減らせるという効果もあります。

就寝前の遅い夕食習慣が生活習慣病を発症しやすいこともわかっています。空腹時間が長いと血糖値の変動幅が大きくなるうえ、就寝中はエネルギー消費量が少なく、体脂肪がたまりやすいのです。この場合、夕食を2回に分け、夕方におにぎりなどで糖質をとって血糖値を少し上げ、帰宅後に野菜とタンパク質をとれば、血糖値の変動幅を抑えることができます。

Q08

野菜の大切さ

未病対策と野菜②

カリウム摂取で、血圧の上昇を防ぐ 高血圧予防にも野菜が大切？

血圧とは、動脈の血流が血管の壁にかける圧力のこと。高い圧力がかかると血管が傷つき、これが続くと動脈がかたく脆くなり（動脈硬化）、やがて脳卒中や心臓病などさまざまな病気を引き起こします。血圧を正常に保つことは多くの生活習慣病の予防につながります。

高血圧の原因は塩分（食塩）のとり過ぎにあるといわれ、若いうちから塩分控えめの食事が推奨されます。ただし、塩分を摂取して血圧が上がるかどうか（食塩感受性）には個人差があり、日本人の約4割が食塩感受性、残り6割が食塩非感受性といわれます。それでも今のところ食塩感受性の有無をその場で調べる方法はないため、高血圧予防にはまずは減塩ということになります。

なぜ、塩分のとりすぎで高血圧になるのか

高血圧の原因は塩分そのものではなく、食塩（ナトリウムと塩素が結合した塩化ナトリウム）に含まれるナトリウムです。

ナトリウムはカリウムとともに体内の水分バランスを維持するほか、筋肉の収縮や神経の情報伝達等にも関わる必須ミネラル（生命維持に必要不可欠なミネラル）ですが、体内で過剰になると高血圧の原因となります。細胞外液のナトリウム濃度が高くなると、浸透圧によって血液中の水分が増え（＝血液量の増加）、血管に負荷を与えることが原因、と今までは考えられてきましたが、近年の研究から、ナトリウムのはたらきで交感神経が刺激されて心拍数が増加すること（＝血液量の増加）が原因、とす

る説も出てきました。

ナトリウムは動物性・植物性食品のすべてに含まれています。食品成分表を見ると、肉であれ野菜であれどんな食品にも「食塩相当量」という項目が出てきますが、これはナトリウム量を食塩に換算した量のことです。

生命維持に必要なナトリウム量は食塩相当量にして1日1・5ｇですが、日本人は調味料を除く食品から（つまり料理を塩や醤油や味噌で調味しなくても）すでに3・4ｇをとっています。高血圧の予防のための減塩目標量は、日本高血圧学会は6・0ｇ未満、世界保健機関（ＷＨＯ）は5・0ｇ未満としています。

［カリウムを多く含む食品］

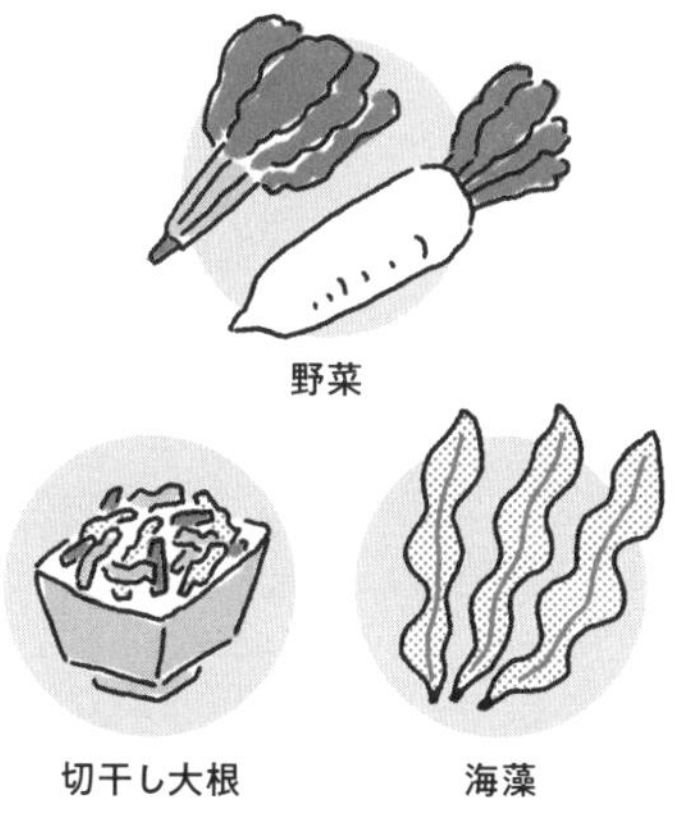

高血圧の予防＝カリウムをとってナトリウムを排泄

ナトリウムと同じく、動物性・植物性食品のすべてに含まれるカリウム。カリウムはナトリウムの尿中への排泄をうながす作用があるため、高血圧予防に役立ちます。「日本人の食事摂取基準」でも、カリウムについては基本の摂取目安量とは別に、「高血圧予防を目的とした目標量」としてより多くの摂取量を定めています。

カリウムは野菜や海藻、いも類などに多く含まれます。日常的によく食べる海藻や野菜は優良な供給源（とくに切干し大根はカリウム豊富）。ただしカリウムは水溶性なので、水に浸けると水中に流れ出てしまいます。野菜なら電子レンジ加熱すると損失が防げます。ゆでる場合は、汁ごと食べることが損失を防ぐ方法です。

カルシウム、タンパク質の不足にも注意

一般にはあまり知られていませんが、カルシウム不足も血圧上昇の原因になります。また、血管が傷つかないように血管自体を強くするためには、その原料となるタンパク質を十分にとることが大前提です。

Q09
野菜の大切さ

未病対策と野菜③

身体機能の衰えを防ぐカルシウム、ビタミンK、ビタミンD

骨粗鬆症予防にも野菜が大切？

ヒトは高齢になれば、体の機能が衰えてきます。必要な栄養をとって、【骨】や【筋肉】の衰えを少しでも遅らせることは、身体機能の老化抑制、健康維持につながります。未病対策の大きな柱のひとつです。

骨の健康に関して、よく知られるようになったのが骨《こつ》粗《そ》鬆《しょう》症《しょう》です。

なぜ骨粗鬆症になるのか

骨のおもな原料はカルシウムです。

骨は「体を支える」役割を果たす一方で、「血液中のカルシウム濃度を保つための貯蔵庫」としても機能しています。むしろ骨の真の役割は後者、といってもよいかもしれません。

体内でカルシウムのほとんどは骨に含まれ、残りが血液や筋肉、神経などの組織に存在します。

血液中のカルシウム濃度は0・01％。濃度は低いながらもカルシウムがなければ心臓が止まります。また、神経や筋肉の興奮、血液の凝固などに深く関係しています。生命維持のカギとなるミネラルのひとつであり、そのバランスは副甲状腺ホルモンによって厳密にコントロールされています。食品からとるカルシウムが不足して血中カルシウム濃度がほんのわずかでも下がると、脳の指令でホルモンが分泌され、骨からカルシウムが溶け出して不足分が補われます。その結果が、骨がスカスカになる病気、つまり骨粗鬆症です。

骨粗鬆症になると、立ち上がった時や重いものを持った時に背中や腰が痛む、背が縮む、背中や腰が曲がる、ちょっとしたことで骨折するといった症状が現れます。

骨密度を高めるためにはカルシウム、ビタミンD、ビタミンKの3つが必要

「骨密度を高める」とは、骨がスカスカになるのを防ぐことと同じ意味で、つまり骨粗鬆症予防の目標です。

まずは骨の原料であるカルシウム摂取が必要ですが、カルシウムだけでもだめなのです。食品のカルシウムを体内に吸収し、骨に定着させるための成分も必要――それがビタミンDとビタミンKです。

カルシウム、ビタミンD、ビタミンKの3成分は、骨粗鬆症の治療薬として使われています。薬が必要となる前に、この3成分を毎日欠かさずとることが大切です。

□カルシウムをとること

カルシウムが多い食品というと牛乳、小魚、豆腐加工品はまず思い浮かびますが、じつはある種の野菜に多く含まれています。とくに大根の葉、モロヘイヤ、水菜のカルシウム量は100gあたりで比べると牛乳の約2倍です。牛乳や乳製品をとるとお腹がゴロゴロする乳糖不耐症の人にとっては、豆腐加工品や緑黄色野菜がカルシウムのよき供給源になります。

□ビタミンDをとること

ビタミンDは腸でのカルシウムの吸収を促進するはたらきをしています。

ビタミンDを含む食品はおもに魚類、卵黄、キノコ。野菜でとれないビタミンです。太陽光をあびることで体内でも合成され、夏の紫外線の強い時期に太陽を十分に浴びると、少なくとも1カ月はビタミンDの血中濃度が安定、場合によっては冬頃まで安定するといわれます。

□ビタミンKをとること

ビタミンKは、カルシウムを骨に貼りつける糊の役割を果たすタンパク質（オステオカルシン）の合成に必須のビタミンです。ビタミンKを多く含む食品は、断トツに納豆。ついで野菜、とくに緑黄色野菜（青菜類）に多く含まれます。海藻（乾燥）にも多く含まれますが、水に戻して実際に食べる量として考えたら、緑黄色野菜のほうが上です。ホウレン草や菜の花などのお浸しを小鉢で2つ分（70g×2）食べれば、1日の必要量を補給できます。ビタミンKは脂溶性なので、油脂と一緒に摂取するとその吸収率が高まります。

Q10

野菜の大切さ

未病対策と野菜④

野菜をとって、加齢による機能低下リスクを低減

フレイル予防、認知症予防にも野菜が大切？

人口の29％が高齢者（65歳以上）である超高齢社会の日本において、最近「サルコペニア」「ロコモ」「フレイル」といった言葉が市民権を得るようになりました。いずれも「加齢にともなう機能低下により、要介護状態や寝たきりになりやすい状態」にあることを指す言葉です。

サルコペニアとは？ ロコモとは？ フレイルとは？

「サルコペニア」とは、サルコ（sarco 肉）とペニア（penia 減少）を組み合わせた言葉で、筋肉量が低下するとともに運動機能が衰える状態を指します。

「ロコモ」とは、ロコモティブシンドローム（運動器症候群）の略。体を動かすために必要な運動器（骨、関節、筋肉や神経など）障害がおこり、運動機能が低下することの総称です。具体的には骨であれば骨粗鬆症や骨折、関節であれば変形性膝関節症や変形性脊椎症、筋肉であればサルコペニアが該当します。

かつて、骨粗鬆症は〝高齢女性に特有の病気〟と思われていました。女性ホルモンのエストロゲンが骨の代謝にも深く関わっており、閉経によってその分泌量が下がるにつれ骨密度が低下してくるからです。が、最近は高齢男性にも骨粗鬆症が増えています。その原因はおもに骨をつくる栄養素の不足。骨密度は加齢でも低下し、男性では女性よりも15年遅れてその影響が現れるといわれています。かつて男性には少ないと思われていたのは男性の寿命が短かった結果にすぎず、肉体の使用年数が増えれば、ロコモの問題は男女問わずにふりかかってくると考えるべきでしょう。

「フレイル」とは、フレイルティ frailty（虚弱）を元に

した言葉で、「健康な状態と要介護状態の中間の段階」を指します。厚生労働省はフレイルを次の3つの種類に分けています。

①**身体的フレイル**——運動器の障害による移動機能の低下（ロコモやサルコペニアが代表的な例）

②**精神・心理的フレイル**——定年退職やパートナーを失うことなどで引き起こされるうつ状態や軽度の認知機能低下の状態

③**社会的フレイル**——加齢にともない社会とのつながりが希薄化する独居や経済的困窮の状態など

骨粗鬆症予防が、サルコペニアのリスクを下げ、さらにはフレイルの発症リスクを下げる

最近の研究で、骨粗鬆症はサルコペニアの発症リスクを上げ、さらに骨粗鬆症とサルコペニアが重なると、将来のフレイルの発症リスクがいっそう高まることが明らかになりました。

いいかえれば、骨粗鬆症を予防すること、または早期に治療することが、骨折だけではなく、サルコペニアの発症リスク、ひいてはフレイルの発症リスクを低減することにつながる、ということです。

精神・心理的フレイル予防が、認知症の予防になる

認知症もフレイルのひとつ、ととらえられます。

日本人が発症する認知症の大半はアルツハイマー型認知症と脳血管性認知症で、それぞれの原因は違いますが、いずれも脳の細胞が死滅して記憶障害や判断力低下などが起こります。

脳は神経細胞で構成されています。ひとつの神経細胞はそれぞれ1万個もの神経細胞と電気信号を介して連絡を取り合い、思考や運動等の指令を出しています。脳の機能障害とは、この信号が正しく伝わらなくなり、思考や運動などの活動に支障が生じた状態のこと。脳以外の体の組織はつねに新しく生まれ変わっていますが、脳の神経細胞は生まれた時から一度も細胞分裂をしないで、同じ細胞を一生使い続けることになります。このため、脳の神経細胞がダメージを受けると、うまく情報の伝達ができなくなるために認知能力が低下します。

認知症の予防や進行抑制には、抗酸化物質

神経細胞のダメージの原因のひとつが活性酸素による酸化です。

体の細胞膜の主成分は脂質です。最近の研究によれば、脳内の細胞膜の脂質の酸化が、軽度認知障害の初期に起こるといわれています。

体内の臓器の中で一番酸素の消費量が多いのが脳で、その消費量は体全体の20～25％といわれ、そのため酸素不足にはとても弱いのです。心臓が停止して酸素を運ぶ血流が止まれば、ほかの臓器は持ちこたえていてもたちまち脳死状態となるのはそのためです。

脳で大量の酸素が消費されるということは同時に活性酸素の発生量も多くなる、つまり、脳の神経細胞は体内でもっとも酸化されやすい細胞ということです。

神経細胞をできるだけ酸化させないことが、細胞の障害や死滅から引き起こされる認知症の予防につながる――その可能性があるのが、抗酸化ビタミン（βカロテン、ビタミンE、C）やフラボノイド（ポリフェノール）である、ということが、最近の研究で明らかになりつつあります。その供給源は、まさに野菜です。

また最新の疫学研究からは、アルツハイマー型認知症は野菜と魚の摂取で発症が予防できる――野菜に豊富な抗酸化ビタミンや抗酸化物質には神経細胞の障害や脳の細胞死を軽減する効果が、魚に豊富なＤＨＡには脳の神経保護作用や血液循環改善作用を介して認知症の予防や進行を遅らせる効果が期待できる――ことが報告されています。

［ 認知症の予防と抗酸化物質の関わり ］

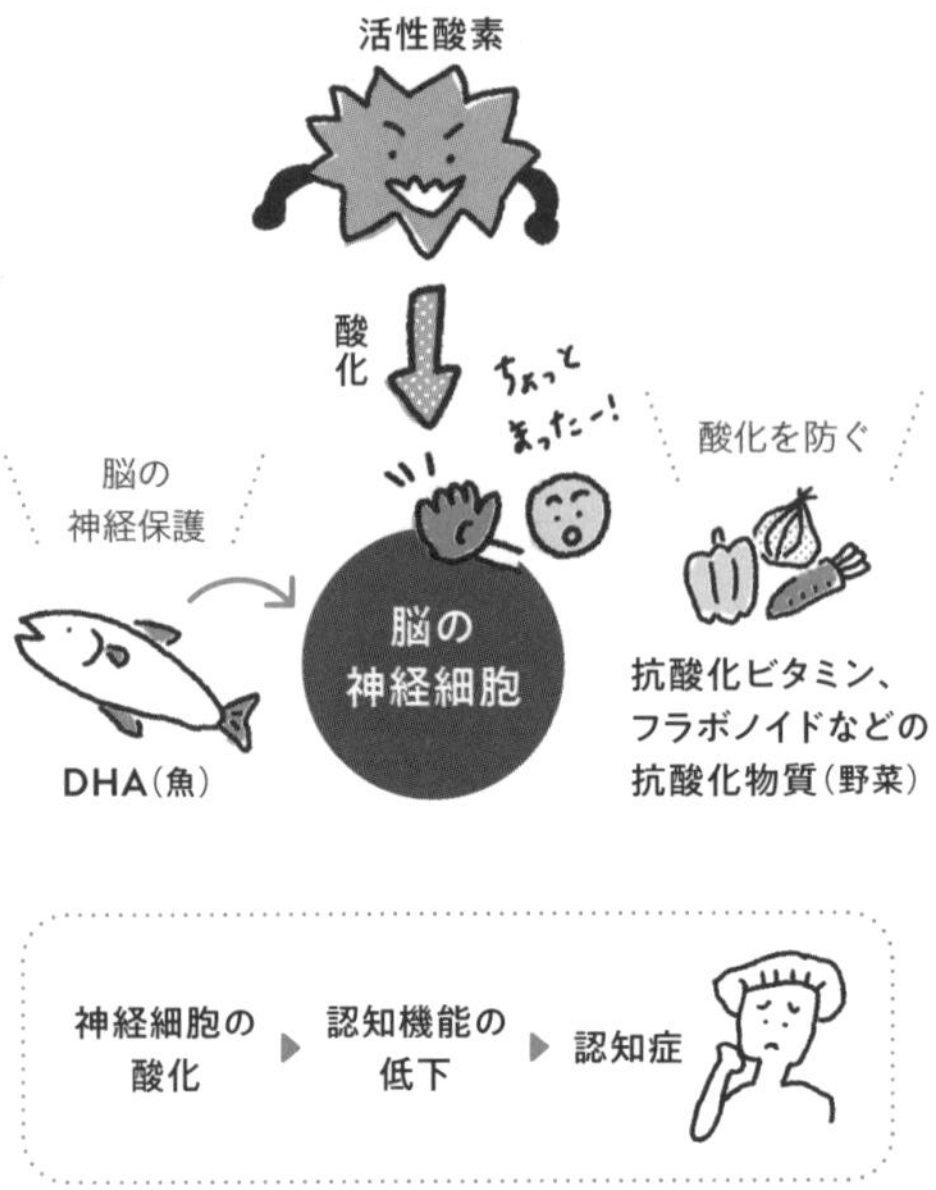

Q 11

野菜の大切さ

日々の健康と野菜①

植物性食品をとって腸を健康にすることが、体全体の健康に

お腹の調子を整えるにも野菜が大切？

お腹の調子がよいと感じるのは快便、悪いと感じるのは便秘や下痢になった時です。便の状態はお腹の調子の良し悪し、つまり腸内環境の良し悪しを現わしていることを私たちは経験的に知っています。

便秘は万病の元？

便秘や下痢はさまざまな原因で起こりますが、腸内フローラ（腸内細菌叢）のバランスが乱れることも原因のひとつです（**Q38 腸内フローラ、善玉菌、悪玉菌について教えて**参照）。腸内環境がよい時には善玉菌が優勢で快便です。逆に、悪玉菌が優勢になると、これがタンパク質を分解してつくり出す物質（インドール、スカトールなど）によって、便は色が黒く、悪臭をおびるようになります。また、悪玉菌がつくり出す有害物質によって腸のぜん動運動が弱まり、便秘になりやすくなります。肉類を多く食べる人はこれらの腐敗産物の量が多くなるので、腸内環境が悪くなります。

便秘は体の状態に影響をもたらします。直接的な影響は、腐敗発酵で発生するガスによる腹のはり（腹部膨満）や腹痛、食欲減退などの不快症状ですが、間接的な影響として、便秘が原因となって引き起こされる症状や病気があります。

便秘によって腸に留まった有害物質が体内に吸収されると、吹き出物、シミ、ニキビなどができたり、自律神経の乱れが生じて頭痛、肩こり、めまいが起きることがあります。慢性的な便秘、つまり腸内環境の悪化が続けば免疫力が低下し、結果的に病気にかかりやすくなります（**Q12 免疫力アップにも野菜が大切？**参照）。便秘を

防ぐことは万病を防ぐこと、といってよいかもしれません。

高齢になると悪玉菌が増えやすく（腸内フローラのバランスが悪化しやすく）なります。実際に、高齢者（65歳以上）では男性の65%、女性の80%が便秘だと感じているという調査報告があります。

便秘の改善――野菜など植物性食品をとること

食物繊維をとることは、便秘の予防・解消の策として広く知られています。野菜、豆類、海藻には食物繊維が豊富に含まれています

食物繊維には、不溶性と水溶性があります（**Q32 食物繊維のはたらきとは？** 参照）。不溶性食物繊維は腸内で水分を吸って膨らみ（便のカサが増える）、大腸を刺激することで排便をうながします。水溶性食物繊維は水に溶けてゼリー状になり、便を軟らかくすることで排便をスムーズにします。ただし、便秘がちな人は腸のぜん動運動が十分ではないため、便のカサが増えすぎるとさらにひどい便秘を引き起こすおそれがあり、不溶性ではなく水溶性食物繊維を多くとることが勧められます。

腸内環境を整える――善玉菌を増やす食品をとる

近年の研究では、腸内環境を整えることが便秘（を含めた腸のトラブル）回避の最大のカギである、という考え方が注目されています。

腸内環境を整えるための方法は、善玉菌を増やすこと。つまり、善玉菌のエサとなる食品を食べることです。

□善玉菌を増やす食品

①**水溶性食物繊維**……海藻全般、押し麦、納豆、野菜（ラッキョウ、ゴボウ、芽キャベツ、モロヘイヤ、オクラなど）、果物（キンカン、アボカド、ドライフルーツ）

②**オリゴ糖**……大豆食品、果物（バナナ、リンゴなど）、野菜（ゴボウ、玉ネギ、ニンニク、アスパラガス、エダ豆など）

「腸内環境のために野菜をとろう」という視点で右の食品類を見ると、〝水溶性食物繊維を多く含む野菜は種類が限定されている〟と思われるかもしれません。が、必ずしもそうではないようです。

よく煮込んでやわらかくした野菜は、善玉菌を増やす

水溶性食物繊維も不溶性食物繊維も、どちらも多糖類（ブドウ糖などの単糖類が長い鎖状に結合したもの）であることには変わりません。近年、加熱によって不溶性食物繊維の単糖類間の結合が切れ、水溶性食物繊維に変わることがわかってきました。つまり、不溶性、水溶性に関わらず、食物繊維の多い野菜や海藻をよく煮ると、水溶性食物繊維が増えていくのです。

ほとんどの野菜は不溶性食物繊維と水溶性食物繊維の両方をあわせもちますが、その割合は個々に異なり、日常的によく食べるニンジン、大根、ゴボウ、ブロッコリーなどは不溶性食物繊維の多い野菜です。これらもやわらかくなるまで煮れば水溶性食物繊維が、つまり善玉菌のエサが増えるのです。

米やいも類を加熱しても、善玉菌のエサが増える

米やいも類の主成分はデンプンです。加熱したデンプンは消化過程でブドウ糖になり吸収されますが、加熱の過程でデンプンの分子構造の一部が変化し、ヒトの消化酵素では分解できないレジスタントスターチができます。レジスタントスターチは水溶性と不溶性の両方の食物繊維のはたらきをもっているため、善玉菌のエサになってその増殖をうながします。

乳酸菌も善玉菌のエサとなる

ヨーグルトや乳酸菌飲料、漬物（キムチ、野菜の古漬けなど）に多く含まれる乳酸菌や、ヨーグルトなどにさらに含まれるビフィズス菌は腸内の善玉菌と同じ菌です。これらの多くは胃を通過する時に死んでしまいますが、死んだ乳酸菌（死菌）であっても善玉菌のエサとなり、その増殖に役立ちます。また、死菌でも免疫力の向上に役立つなど、有効な健康効果が期待できます。

Q12
野菜の大切さ

日々の健康と野菜②

粘膜免疫と全身免疫、どちらの強化にも野菜の力が必要

免疫力アップにも野菜が大切?

私たちの体を病気や病原体（ウイルス、細菌など）から守る免疫システムは2つに大別されます。

①**粘膜免疫**……粘膜をバリアとして、病原体が体内へ侵入するのを阻む

②**全身免疫**……病原体が粘膜をかいくぐって体内に侵入した際、これと戦い、排除する

粘膜免疫の強化には、ビタミンAとCが必要

粘膜免疫の強化のためにはまず粘膜そのものを丈夫にしなければなりません。粘膜はコラーゲン（タンパク質）でできています。体内でのコラーゲン合成に欠かせないのがビタミンC、そして粘膜細胞の再生をうながすビタミンA。しかもビタミンAには病原体を阻止する抗体（IgA）の産生をうながすはたらきもあります。

野菜には、体内でビタミンAに変換されるβカロテンやビタミンCが多く含まれています。とくに緑黄色野菜に多いのですが、クセがなく一度にたくさん食べられる淡色野菜も、十分な供給源になります。

全身免疫の強化は、腸内環境にかかっている

体内に入ってきた病原体を撃退するためには、全身免疫の強化が必要で、それには「体の最大の免疫器官」と呼ばれる腸の免疫システムを強化することが重要です。腸には、体全体の免疫細胞の約7割が集中しており、免疫細胞は腸内に入ってきたものが有害であるかどうかを判断し、有害であれば攻撃し、体内から排除します。

まずは免疫細胞が活躍できるように腸内の環境を健全な状態に保たなければなりません
　腸内環境は、腸に棲む約1000種類・約100兆個もの【腸内細菌】の構成バランスに大きく左右されます（Q38 **腸内フローラ、善玉菌、悪玉菌について教えて参照**）。腸内細菌にはそのはたらきにより、①善玉菌（腸内環境を整えて免疫力アップをサポート）、②悪玉菌（増えすぎると有害物質などを産生し、体に悪影響を与える）、③日和見菌（善玉菌が優勢になると善玉菌の味方を、悪玉菌が優勢になると悪玉菌の味方をする）の3つのタイプがあるからです。
　腸内が「健全な状態」とは、善玉菌が優勢である状態をいいます。そのためにはQ11（**お腹の調子を整えるにも野菜が大切？**）でくわしく説明しているように、善玉菌を増やす以下の食品を食べることです。

[粘膜免疫とビタミンの関係]

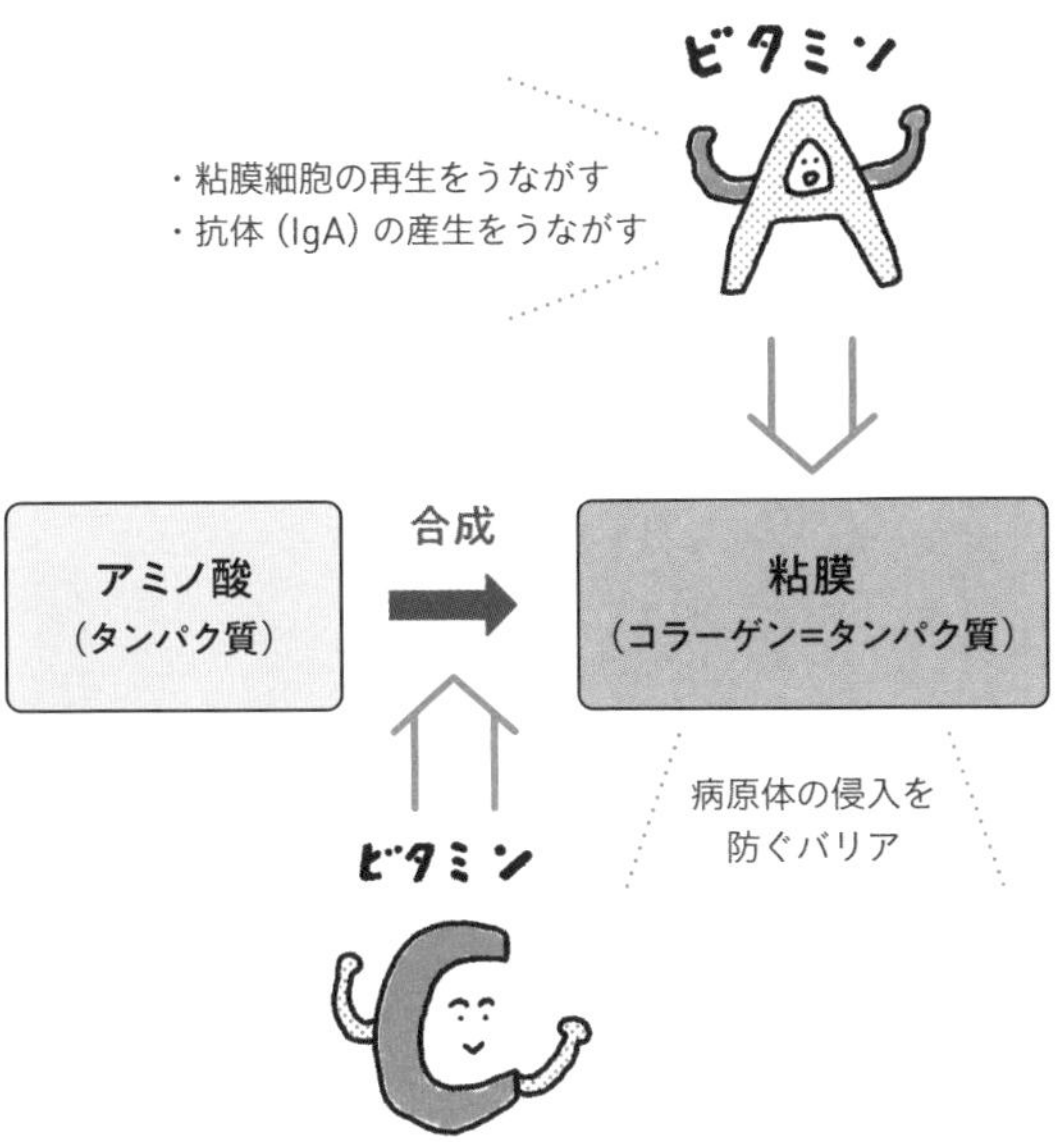

Ⓐ**水溶性食物繊維**（野菜や海藻、押し麦など）
Ⓑ**オリゴ糖**（大豆や玉ネギなど）
Ⓒ**乳酸菌とビフィズス菌**（ヨーグルトや漬物、味噌などの発酵食品——生菌でも死菌でも善玉菌を増やす）

　3つの成分は、多量にとることよりもいずれかの成分を毎日欠かさずとることが重要です。野菜を1日350g以上食べる習慣をつけることは、免疫力の向上にもつながることがおわかりいただけるでしょう。

Q13
野菜の大切さ

日々の健康と野菜③

ビタミンCはストレス対策にも欠かせない
ストレス、イライラ対策にも野菜が大切？

ストレスやイライラにビタミンCがきく、ということをごぞんじですか？

ビタミンCというと美肌ビタミン、日焼け対策ビタミンというイメージがすっかり浸透しています。が、じつはストレス対策にも欠かせないビタミンです。

ストレス対抗ホルモンの合成に関わるビタミンC

仕事や子育て、介護、人間関係、健康問題などで心身にストレスを受けてイライラすると、「ストレス対抗ホルモン」と呼ばれる副腎皮質ホルモン（コルチゾール）の分泌量が急激に増えます。このホルモンはストレスに対する抵抗力を高めるため——体を戦闘態勢に整えるために、心拍数を増やし、血糖値を上げ、組織から脂肪を動員して、エネルギーをつくり出します。

ホルモンの原料はタンパク質ですが、ビタミンCも、副腎皮質ホルモンの合成に関わっています。強いストレスにさらされるとビタミンCが消耗してしまうので、さらにストレスに弱くなるという悪循環を引き起こさないように、ふだんからビタミンCを意識してとることが大切です。

ちなみに、ビタミンCは水溶性であるため、一度に大量に摂取しても体に蓄えることができません。数時間内に使われなかった分は尿の中に溶け込んで排出されてしまうので、朝、昼、晩の食事で、ビタミンCの供給源となる野菜を意識してとることが重要です。

ビタミンCは赤ピーマンやブロッコリー、菜の花といった緑黄色野菜だけでなく、カリフラワーやゴーヤ、レンコンなどの淡色野菜にも多く含まれています。

感情をコントロールする神経伝達物質の合成にはビタミンB_6が必要

ストレスがなくても、女性の中には、月経前にイライラや気分の落ち込みなど、心の不調を感じる場合があります。月経前症候群（ＰＭＳ）と呼ばれますが、この不調を緩和するために病院ではビタミンB_6を薬として出すこともあるようです。ビタミンB_6が、感情をコントロールする神経伝達物質をつくるのに必要だからです。

ビタミンB_6は食品１００ｇあたりに含まれる量でみると、鶏肉、サケ、青魚（カツオ、サバ、マグロなど）、バナナなどに多く含まれます。一部の野菜にも比較的多く含まれますが、なかでもニンニクのビタミンB_6量は、日常食べる全食品中でトップです。そのほか、赤ピーマン、モロヘイヤ、菜の花、カリフラワー、ブロッコリーなどにも含まれています。

ビタミンB_6はビタミンCと同じように水溶性なので、１日３回の食事に意識してとり入れることが大切です。毎日食べるという点では、鶏肉や青魚やバナナと比べても野菜のほうが何かと取り入れやすいものです。これらの野菜を毎日何かしら食べることを心がければ、ビタミンB_6を十分に補給できます。

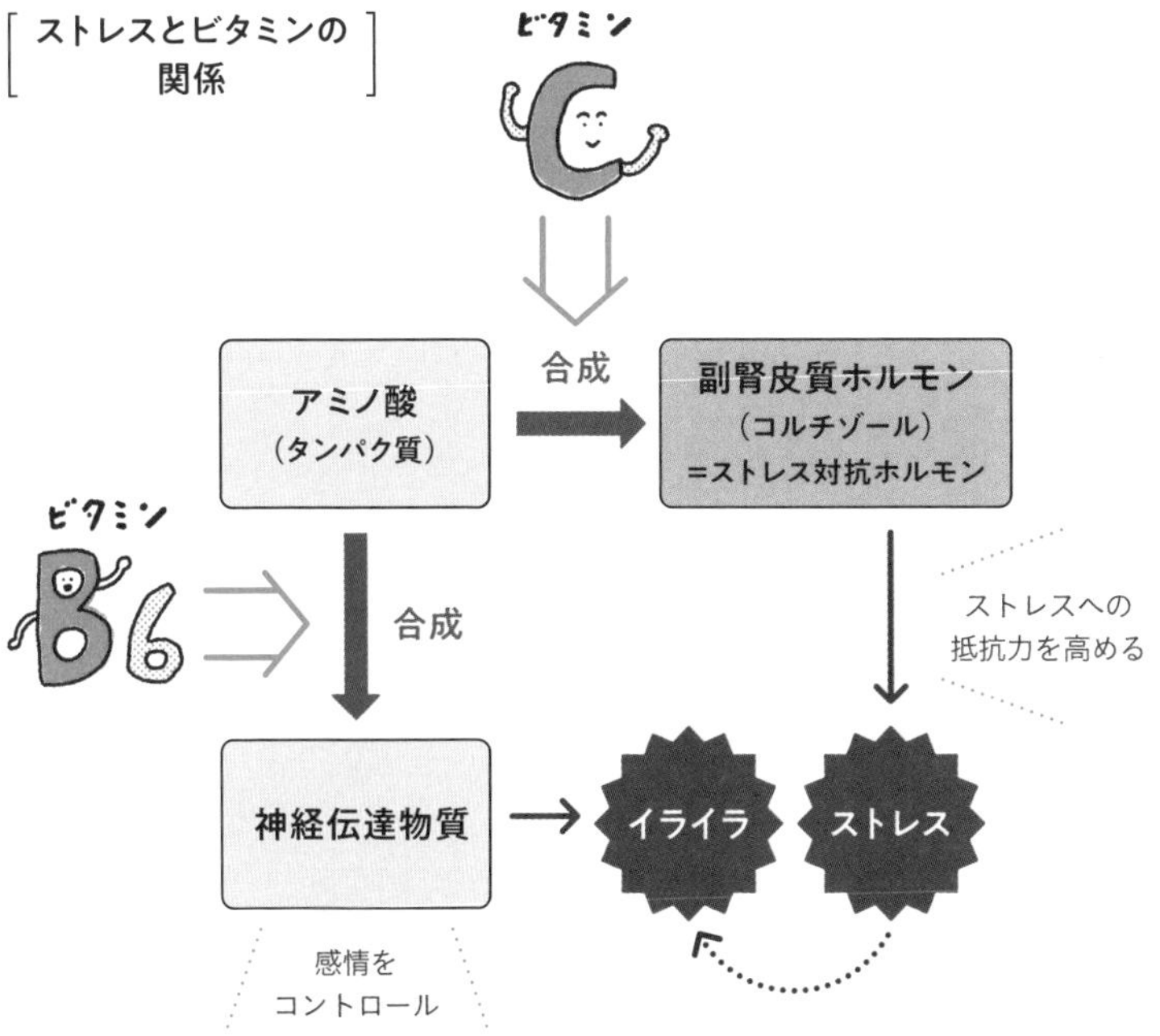

Q14

野菜の大切さ

日々の健康と野菜④

肌の生成とビタミン、ミネラルの関係

美肌にも野菜が大切？

「肌を健康に、美しく」するために大切となる栄養素とは？　その種類や範囲は多岐にわたります。そしてその多くは野菜に豊富に含まれています。

抗酸化ビタミン（βカロテン、ビタミンC、ビタミンE）――肌の老化を防ぐ、

まず第一に挙げられるのが、【抗酸化ビタミン】です。ビタミンエースと呼ばれるβカロテン（プロビタミンA）、ビタミンC、ビタミンEがこれにあたります。

肌荒れの原因のひとつに、紫外線を浴びることやストレスにより発生する活性酸素があり、これが肌の細胞にダメージを与えるわけですが、抗酸化ビタミンは活性酸素のはたらきを抑えることで皮膚の老化進行を抑えます。

ビタミンB_2、ビタミンB_6、葉酸――肌の新陳代謝を助ける

皮膚の表皮はつねに新しく生まれ変わっています。表皮の内側で新しい細胞がつくられると、古い細胞は外側に押し上げられ、最後は垢となって剥がれ落ちます。この新陳代謝のサイクルをターンオーバーと呼びます。ターンオーバーが円滑に行われないと、古い角質が除去されずに肌が荒れたり、色素が沈着したりと、さまざまなトラブルが生じます。

体のさまざまな代謝に関わるビタミンB群はこのターンオーバーに関わっています。たとえばビタミンB_2。皮脂のバランスが乱れると肌荒れやニキビ、吹き出物ができますが、ビタミンB_2は脂質の代謝に必須のビタミンで、

皮脂のバランスを整えて肌を健康に保つことを助けています。「皮膚のビタミン」とも呼ばれるゆえんです。

タンパク質の代謝に関わるビタミンB_6や葉酸も、皮膚の健康やターンオーバーに関わるビタミンです。

そのほか、ビタミンAも皮膚の細胞の再生に関わり、ターンオーバーを促進するはたらきをしています。

ビタミンC――美白

ビタミンCは色素の元となるメラニンを生成する酵素（チロシナーゼ）の活性を抑えることで、シミやソバカスの生成抑制に役立ちます。さらに、できてしまったシミやソバカスの改善にもはたらきます。また、ビタミンCは体内でのコラーゲン合成に必須の成分なので、肌のハリの維持にも貢献しています。

ビタミンE――肌の血行促進

肌のくすみや目の下のくまなどは、血行の悪さが関わっています。血行が滞ると皮膚に栄養が届きにくくなり、肌荒れの原因にもなります。ビタミンEは血管拡張をうながす作用で、肌の血行促進に役立ちます。

亜鉛――肌荒れの予防と改善

亜鉛は体内ではたらく200種類以上の酵素の活性に必要不可欠のミネラルで、皮膚のタンパク質の合成に必須の成分です。亜鉛が不足すると皮膚のターンオーバーが低下するので、肌荒れや脱毛の原因になります。

食物繊維とタンパク質も忘れずに

便には食べ物のカスだけでなく老廃物が含まれています。便秘になると老廃物が腸内に留まり、血液を介して全身を巡るため、ニキビや吹き出物が出たり、肌荒れを引き起こしたりします。Q11（**お腹の調子を整えるにも野菜が大切？**）で解説している通り、便秘を防ぐことが肌の健康の土台となります。

……と、ここまで説明しましたが、忘れてならないのは、「肌の原料がタンパク質である」こと。そして「原料から肌をつくるためにはエネルギーが必要である」ということも。つまり、タンパク質、糖質、脂質、そしてこれを体内で活用するためのビタミンやミネラル、そのすべてが大切ということです。

PART 2

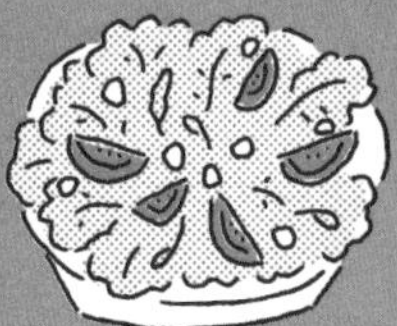

野菜1日350gをとるこつ

「1日350g以上の野菜をとる」ことを、どうしたら習慣づけられるでしょう。毎日のことですから「できる努力」であることが大切です。無理をせず、効率よく、そしておいしくとりたいもの。そのための「こつ」をお教えしましょう。

Q15

野菜をとるこつ

「加熱した野菜」と「生野菜」を分けて考え、1皿70gを基準に 野菜350gのリアル目安を教えて！

「1日に350gの野菜」をとる――そのためには実際に、何を目安としたらよいでしょう。毎回、野菜の量をはかるなんて非現実的ですし、なんらかの基準がほしいところです。

350gを簡単に意識できるこつ、とりやすくする工夫はあるでしょうか。

基本1 加熱してボリュームを減らす

野菜350gをとるための最初のこつは、加熱してカサを減らすことです。

写真はキャベツ70gの「生」と「加熱（ゆでる）」を比較したもの。生で食べると、見た目にも、食べる時にも、かなりボリュームがあるように思えますが、ゆでるとカサが減り、1食分の副菜として抵抗なく食べることができます。また、加熱することで野菜の栄養の吸収率も高まるので、栄養効率の点でもメリットがあります（**Q16 生野菜と加熱野菜、栄養効率がよいのはどっち？** 参照）。

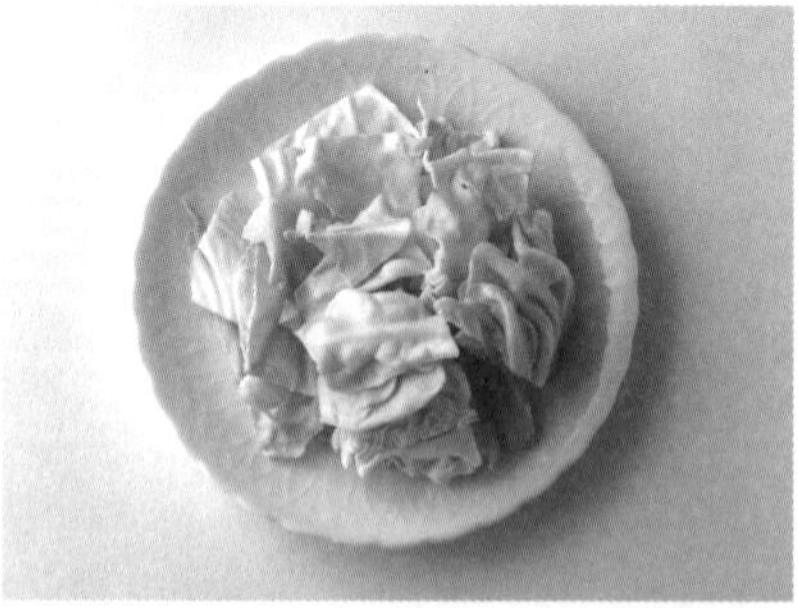

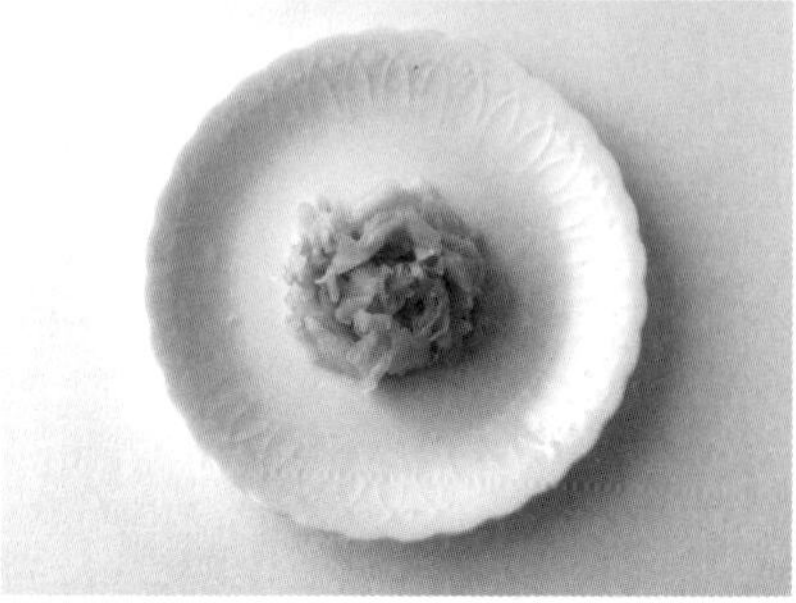

上／生のキャベツ70g　下／加熱したキャベツ70g

基本2 野菜70gを1皿とかぞえる

オススメしたいのは、野菜70gを【1皿】という単位にして、【毎日5皿以上】食べること。このかぞえ方を習慣づけると、350g以上の野菜を意識して食べることができます。

その目安が下の図です。加熱した野菜と生野菜を分けて考えます。

加熱野菜の場合、小鉢に入れるとだいたい70g前後になるので、これを1皿とかぞえます。つまり、副菜的な小鉢の野菜料理は1皿分です。中皿に入れた野菜の量は140g前後なので、2皿分。中皿盛りの野菜の煮もの、野菜炒めのほか、野菜たっぷりのカレーや、野菜たっぷりのタンメンも2皿分とかぞえます

生野菜の場合は、大皿に盛った量が70g前後なので、これが1皿に相当します。生野菜だけで1日に5皿を食べるのはむずかしいことがイメージできるのではないでしょうか。野菜を十分にとるには、「まずは加熱野菜」と心得て、1日3回の食事でトータル5皿以上の野菜をとれば、野菜350gをクリアできることになります。

［「1皿分70g」×5皿以上＝350g以上］

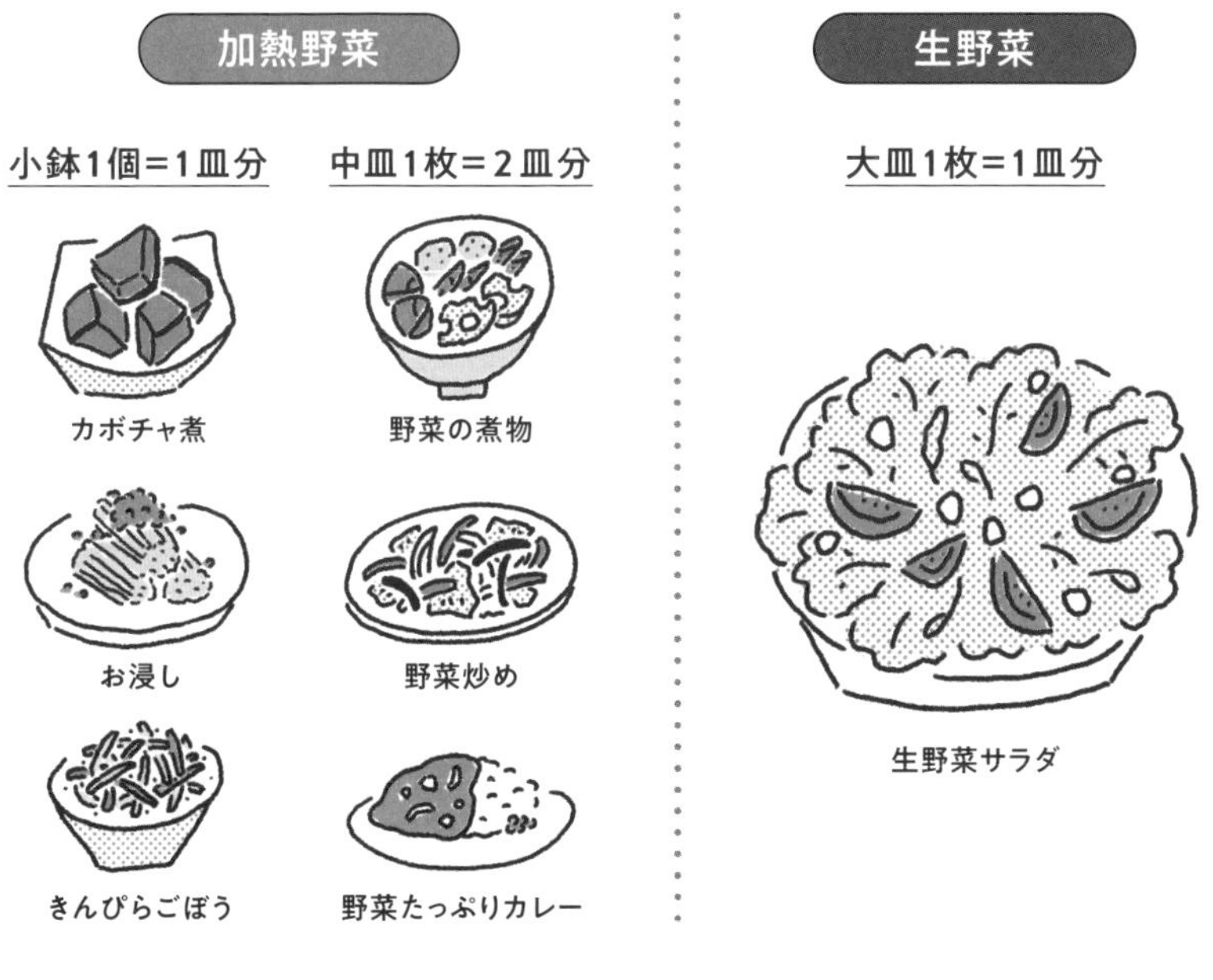

Q16

野菜をとるこつ

「栄養成分の吸収率」に注目すると、加熱野菜が○

生野菜と加熱野菜、栄養効率がよいのはどっち？

ゆでる、という加熱方法を例にとりましょう。

野菜をゆでると、ゆでている間に水溶性のカリウムやビタミンB群、ビタミンC、ポリフェノールなどの栄養成分がゆで水に溶け出します。さらに鉄やカルシウムなどのミネラルも野菜の切断面からゆで水に流れ出し、これが栄養面での損失になります。

では、生野菜のほうが栄養価が高いのかといえば、そう判断するのは早計です。ひとつには**Q15（野菜350gのリアル目安を教えて！）**でも述べたように、ゆで野菜のほうがカサが減って現実的にたくさんの量を食べることができるので、結果として口に入る栄養成分が多くなるということ。そして、さらに重要な視点が「吸収率」です。

野菜のビタミン、ミネラル、抗酸化物質などの栄養成分は、細胞の中に閉じ込められています。ひとつひとつの細胞の周りは細胞壁でおおわれており、細胞同士はペクチンという糊の役割をする成分でペタペタと貼り付けられた状態です。

ペクチンも細胞壁も、食物繊維です。食物繊維は、ヒトの消化酵素で分解することができない成分。もし、生の野菜をまったく噛まずに（＝細胞を破壊せずに）飲み込めば、その形のまま便に混じって排泄されてしまいます。それでは細胞内にある栄養成分は腸で吸収されません。

栄養成分を吸収しようとするなら、まず細胞壁を壊さなければなりません。細胞壁を壊すためのひとつの方法が、「加熱」です。

左下の図は大根の「生」、「20分間加熱」の細胞の状態

（顕微鏡写真）をイラストにしたものです。生では、四角い形をした細胞ひとつひとつが並んでいますが、加熱した状態では細胞壁が壊れて細胞がつぶれ、形を成していません。

細胞壁が壊れると、内部の栄養成分が細胞の外に出ていけるため、吸収率が圧倒的に高まります。生野菜よりも加熱した野菜のほうが栄養成分の吸収率が高い、つまり栄養価が高いということです。

［ 野菜（植物）の組織 ］

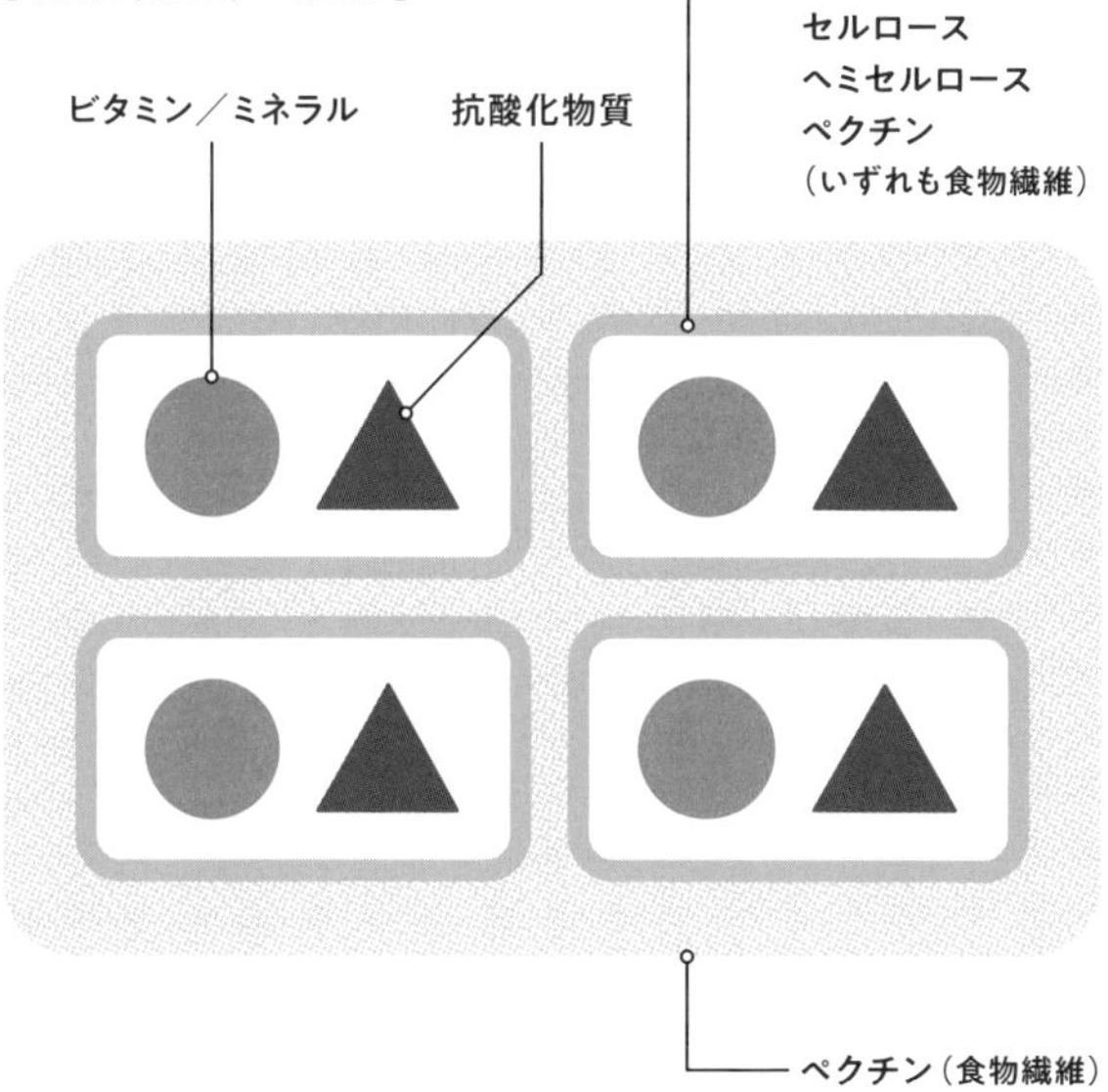

［ 大根の細胞組織 ］

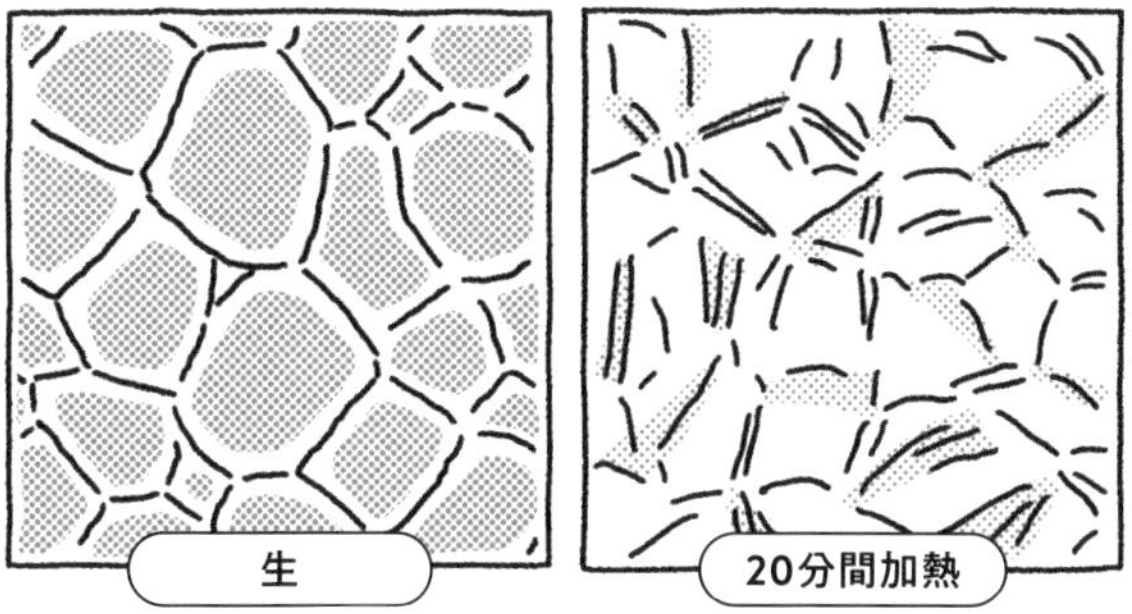

参考文献：
志塚淳ほか（2008）. 日本食品科学工学会誌,55, 158-163.
若生麻美ほか（2000）. 日本家政学会誌, 51, 1027-1035.

Q17

野菜をとるこつ

野菜を冷凍庫に──栄養的にはどう？

冷凍＝細胞破壊で、栄養成分の吸収率アップ

野菜を冷凍すると、栄養成分が壊れてしまうのではないか？　と思う人がいるかもしれません。結論からいえば、冷凍することで栄養成分は壊れません。壊れるのは野菜の「細胞」です。冷凍によって細胞が破壊されることで、栄養成分の吸収率はむしろ高まります。

冷凍すると、野菜の細胞が壊れる

生の野菜は9割以上が水です。水は冷凍して氷＝固体になると、体積が約10％増えます。つまり野菜を冷凍すると細胞内の水の体積が増えて細胞が破壊され、内部の栄養成分が外に出られる状態になる（＝腸での吸収率がより高まる）というわけです（Q16 **生野菜と加熱野菜、栄養効率がよいのはどっち？** 参照）。

左の図は、大根の「生」、「20分間加熱」、「冷凍後、解凍」の細胞の状態を比較したものです。生では細胞壁はそのままなので、内部の栄養成分は外に出られません。加熱したものは細胞壁が壊れており、冷凍したものはさらに形がまったくわからないほど、破壊されていることがわかります。

アクのない野菜なら、冷凍は便利＆栄養的にお得

忙しい現代人が1日350g以上の野菜をとるために、冷凍はとても有用な方法です（ただし、冷凍してもアクはそのまま残るので、この場合、キャベツやニラ、ニンジン、白菜、玉ネギ、長ネギのようなアクのない野菜に限ります）。

たとえば味噌汁をつくる場合。野菜はあらかじめ使うサイズにざく切りして、チャック付きのプラスチック袋

に入れて冷凍しておきます。いざ味噌汁をつくる際に、鍋に水を入れて火にかけ、そこへ凍った野菜を入れて、沸騰したら味噌を溶いてできあがりです。温まりさえすればそれ以上煮る必要はありません。冷凍したことですでに細胞が破壊されている、つまり、加熱によって細胞が破壊されてやわらかくなっているのとほぼ同じ状態になっているからです。

野菜を冷凍しておけば、栄養成分の吸収率がアップするうえ加熱時間も短縮されるというわけです。

［大根の細胞組織］

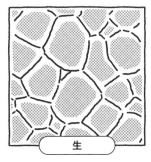

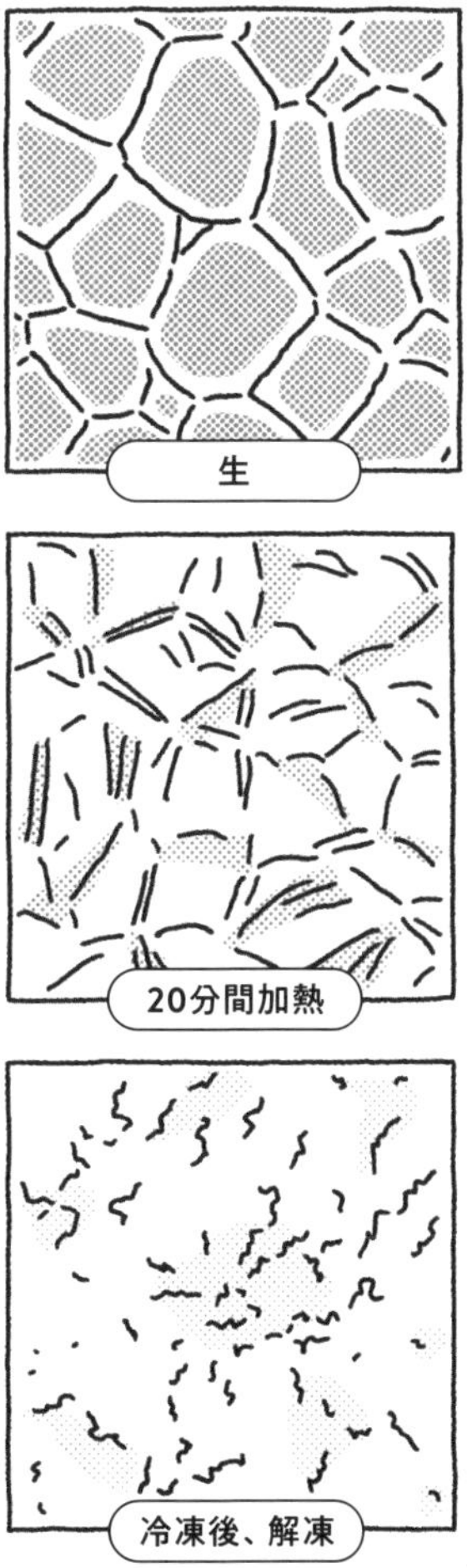

参考文献：
志塚淳ほか(2008). 日本食品科学工学会誌, 55, 158-163. 若生麻美ほか(2000). 日本家政学会誌, 51, 1027-1035.

ワンポイント

厚切り大根を冷凍したら?

薄切りして冷凍した大根なら、加熱後「すぐ」にやわらかくなります。では厚切りして冷凍した場合は?

風呂吹き大根のようにとろりとやわらかく煮あげるには、「すぐ」とはいかず、沸騰後もさらに加熱を続けて、組織を支える不溶性食物繊維を水溶性食物繊維に変える必要があります。それでも生から煮るよりは、加熱時間は短縮できます。しかも、最初から組織が壊れているので、だしの味が浸透しやすいというメリットもあります。

Q18

野菜をとるこつ

細胞の破壊レベルに注目！ 調理操作で「栄養成分の吸収率」に差

ニンジンのジュースとサラダ、栄養効率がよいのはどっち？

「野菜1日350g以上」とはいいますが、同じ量の野菜をとったとしても、そのとり方＝調理操作によって、ヒトが吸収できる栄養成分の量は変わってきます。

Q17（野菜を冷凍庫に――栄養的にはどう？）で述べたように、野菜の栄養成分は細胞の中に閉じ込められています。これを腸で吸収できるようにするには、食物繊維でできた細胞壁を壊して栄養成分を細胞外に引き出さなければなりません。細胞壁を壊す方法が、調理です。

□食品の細胞壁を壊すおもな方法

①切る、すりおろす
②加熱する
③冷凍する

実際には、切り方や加熱の方法によって、さらにはその組み合わせによって、細胞の壊れ方の度合いが変わる、つまりは栄養成分の吸収率が変わってきます。

ニンジンを例に、その豊富なβカロテンをより効率的に吸収できる調理操作を考えてみます。

細胞破壊の度合い――ジュース＞フードプロセッサー＞ゆでる＞電子レンジ＞包丁切り

ニンジンのβカロテンの溶出率（細胞の外に出てくる割合）に及ぼす調理操作の影響を調べた実験結果があります。

左の**グラフ**は、ニンジンにもともと含まれるβカロテンを100％として、①包丁でみじん切り、②電子レンジ加熱、③ゆでる、④フードプロセッサーで細かく砕く、⑤搾汁してジュース、にした場合の、βカロテンの溶出率を示しています。グラフの値が高いほど、溶出率が高い（細胞破壊の度合いが大きい）調理操作ということになります。

細胞破壊の度合いが大きいほど、βカロテンの吸収率が高まるわけですから、ニンジンのジュースとみじん切りを比較すると、ジュースのほうが圧倒的に吸収率は高いことになります。

ワンポイント

キャロット・ラペの栄養効率は低い？ 高い？

βカロテンの溶出率は「ジュース>みじん切り」。だったらキャロット・ラペ（ニンジンのせん切りサラダ）を食べるよりも、ニンジンジュースを飲むほうが断然いいの？──話はそう単純ではありません。キャロットラペにはドレッシングとして油を使っており、脂溶性であるβカロテンは油と一緒にとると体内への吸収率が格段に高まるからです（物質としては7倍、食品中からでも2.6倍に）。逆にいうと、ニンジンジュースにオリーブ油などを少量加えると、いっそう吸収率が高まります。

［ニンジンのβカロテンの溶出率］

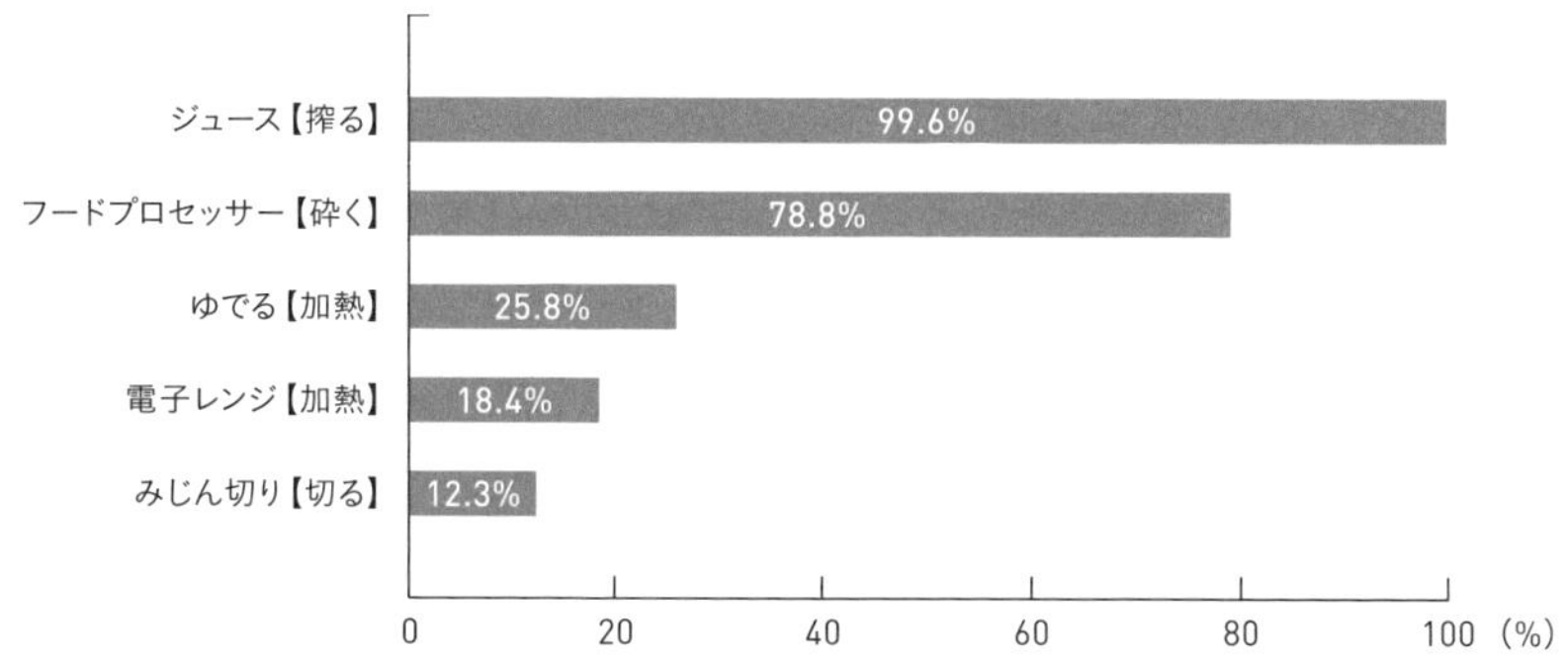

参考文献：青木雄大ほか（2016）．日本食育学会誌,10, 163-170.

Q19

野菜をとるこつ

市販のカット野菜、生鮮野菜に比べて栄養価は？

生鮮野菜とほぼ変わらない

野菜不足の解決策として、市販の野菜加工品はどれくらい頼りになるか？——とても気になるところです。

野菜100％の加工品には、スーパーやコンビニなどで売られている袋詰めのカット野菜や冷凍野菜、野菜ジュース、そしてホールトマトをはじめとする野菜の缶詰や瓶詰、さらにはピューレ状やペースト状のものがあります。

市販カット野菜の栄養価は生鮮野菜と「ほぼ同等」

一般に、〝野菜を加工した商品は栄養価が低い〟と思われがちです。本当にそうでしょうか。

まず、市販のカット野菜と未加工の生野菜の栄養価を比べてみましょう。比較の基準はビタミンC量です（ビタミンCは、野菜に含まれる栄養素のうち、加工や貯蔵の影響をもっとも受けて減りやすい成分なので、野菜の鮮度の指標として使われています）。

左のグラフは、キャベツ、かいわれ大根、キュウリ、レタス、ニンジンについて、生鮮品として購入した野菜のビタミンC量と、同じ日に購入した市販カット野菜のビタミンC量を測定した結果です。キャベツに関しては、生鮮品をせん切りにして水に浸けた時のビタミンC量も示しています。

結論をいうと、生鮮品も市販のカット野菜も栄養価は「ほぼ同じ」。キュウリ、レタス、ニンジンは、生鮮野菜のほうがビタミンCが若干多く、かいわれ大根は逆に市販品のほうが若干多めですが、これはそれぞれの産地等が違うための差と考えられます。キャベツは生のほうが市販品よりも20％強多いのですが、水に浸けたせん切りキャベツと比べると、そのまま使える市販のカットキャベツのほうが多い結果となりました。

ほかのビタミン、ミネラル、食物繊維についても、市販のカット野菜は生の野菜とほぼ同じであると考えてよいでしょう。なぜなら、βカロテンやビタミンKなどの脂溶性ビタミンやミネラル、食物繊維はそもそもカットすることでは壊れないからです。また、加工過程でもっとも損失が大きいビタミンCが市販のカット野菜でほとんど残っているということは、ほかの水溶性のビタミンも多く残っていると考えられます。

［市販カット野菜と生鮮野菜のビタミンC量］

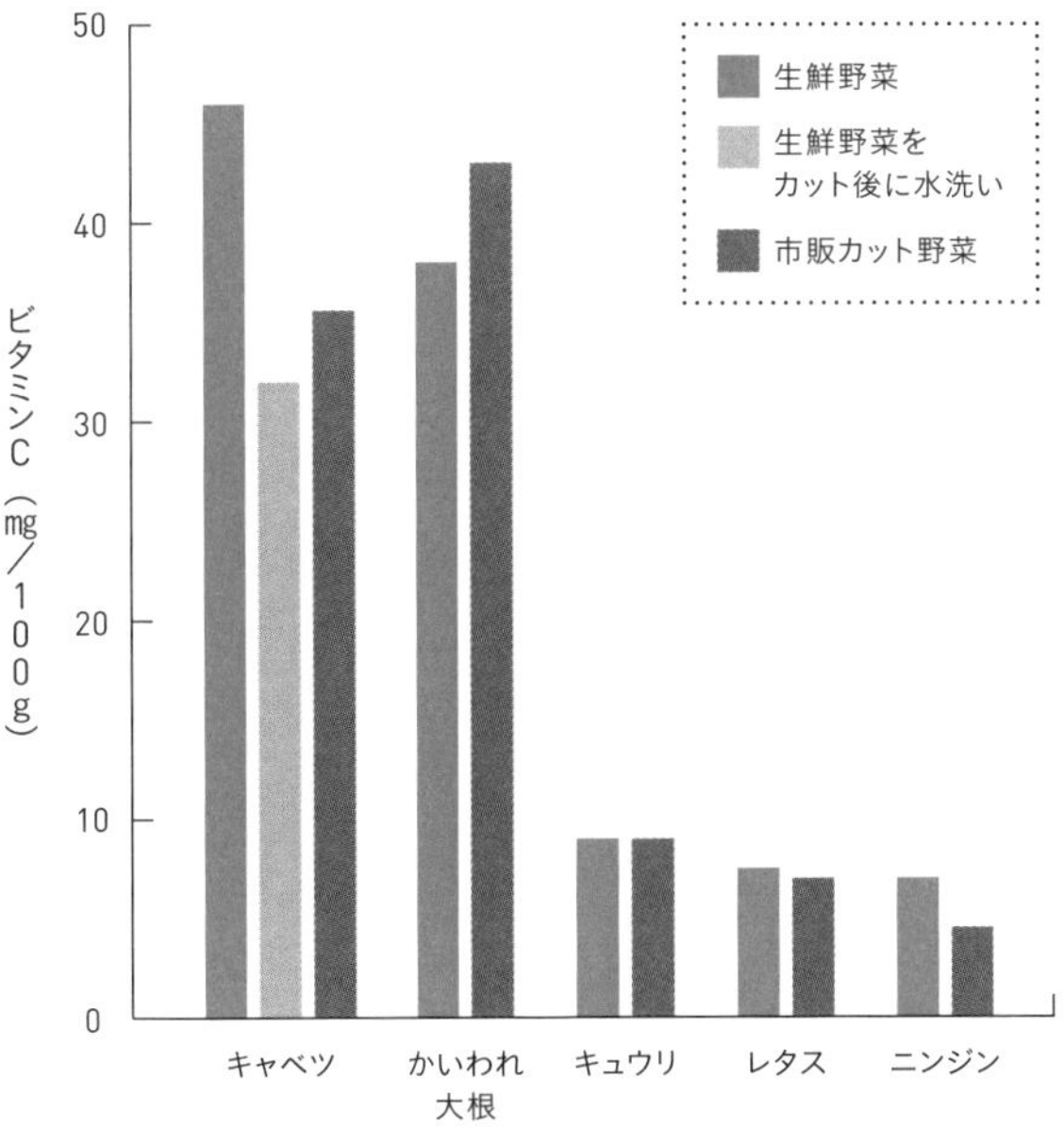

参考文献：大羽和子（1990）. 日本家政学会誌,41, 715-721.

Q20

野菜をとるこつ

冷蔵庫に入れっぱなしなら栄養成分量はどんどん減る

生鮮野菜を冷蔵庫に1週間、栄養価はどうなる?

野菜を買って冷蔵庫に入れたら安心、と思っている人は多いかもしれません。けれども、野菜は収穫後も呼吸をしており、呼吸によって糖やアミノ酸、ビタミン類が消費されます。冷蔵庫に入れても時間とともに栄養価は下がっていくので、安心して入れっぱなしにはできないのです。野菜の呼吸を抑える(=栄養成分の損失のスピードを遅くする)方法は温度を下げることなので、冷蔵保存が基本ではありますが、それでも時間を追って栄養成分が減っていくことには変わりありません。

生鮮野菜を数日以上保存したら、栄養価では今日買った市販カット野菜に負けるかも!?

グラフは、購入したサラダ菜を8℃(家庭用冷蔵庫の野菜室の温度に相当)で保存している間のビタミンC量の変化です。購入直後のビタミンC量を100%とした場合、保存日数の経過にともなって、どれくらいビタミンCが減っているかを示しています。サラダ菜を野菜室に入れた直後からビタミンCは急激に減り、2日後には、60%しか残っていません。1週間保存すると、残る量はたった20%です。

前項のQ19(**市販のカット野菜、生鮮野菜に比べて栄養価は?**)では、購入直後の野菜のビタミンC量は、市販カット野菜よりも「若干多め」という結果でした。けれども、購入後に野菜室で数日以上保存すれば、むしろ市販のカット野菜よりもビタミンC量が少なくなってしまうかもしれません。

[冷蔵(8℃)保存中のサラダ菜のビタミンC量の変化]

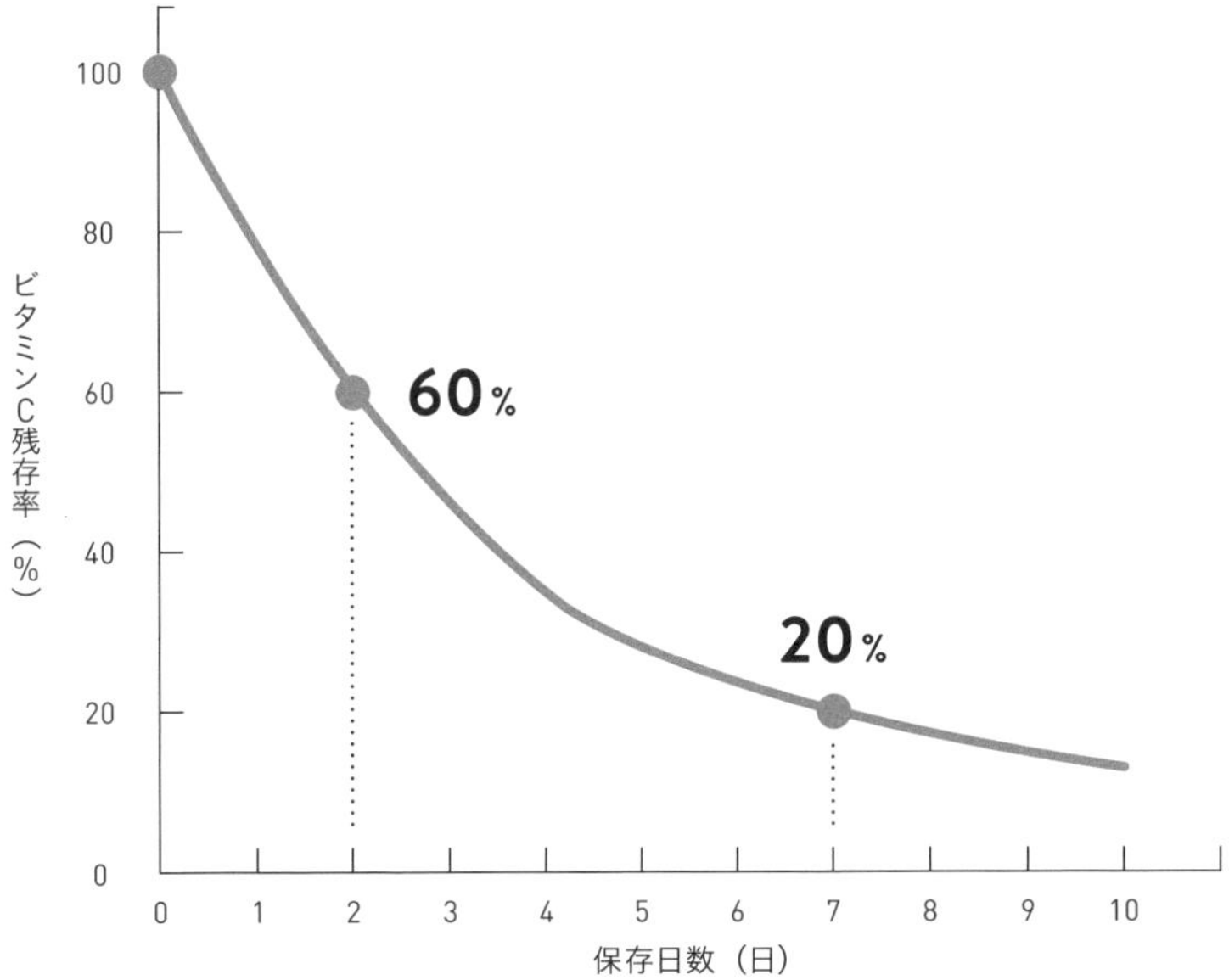

参考文献:畑江敬子ほか(1990). 日本家政学会誌, 41, 1143-1149.

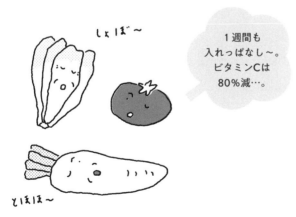

Q21

野菜をとるコツ

市販の冷凍野菜、栄養的には○？△？

収穫直後に冷凍すれば、栄養素の目減りほぼゼロ！

市販の冷凍野菜は、旬に収穫した野菜をすぐに産地に近い工場で急速冷凍して（＝解凍時のドリップが少ない↓Q82 **野菜の冷凍保存のポイントは？ 参照**）市場に出荷されることが普通です。

旬は収穫の最盛期であるとともに、栄養価がもっとも高い時期です。つまり、冷凍野菜の元の栄養価は、旬をはずした時期の野菜よりも高く、また旬であっても、収穫後に常温または冷蔵庫に長く置かれた野菜と比べても高い、ということになります。

冷凍すれば、ビタミンCの損失はほぼ抑えられる

では「冷凍」そのものは、栄養価にどのような影響を与えるのでしょう。

左の**グラフ**はホウレン草を例に、冷凍保存によって、鮮度の劣化の指標であるビタミンC量が①収穫直後、②店頭に並んだ時点、③急速冷凍直後、④冷凍12カ月後、にどのように変化するかを示したものです。

収穫直後のビタミンC量と急速冷凍直後のビタミンC量はほぼ同じです。その後12カ月間冷凍しても、ビタミンC量は3％ほどしか減っていません。このデータ以外にも同様の研究報告は数多くあり、野菜を冷凍保存してもビタミンC量はほとんど減らないことが明らかにされています。

一方、収穫後に流通し、スーパーなどの店頭に並んだ時点でホウレン草のビタミンC量は収穫直後から約40％も減っています。

つまり、市販の冷凍野菜には、室温や冷蔵で保存されていた生鮮野菜よりも、栄養成分は多く残っているといえます。しかも、冷凍による細胞破壊によって、栄養素の腸での吸収率はむしろ高まります（Q17 **野菜を冷凍庫に――栄養的にはどう？** 参照）。そしてもちろん、冷凍庫にストックがあればいつでも使えるという点でも、市販の冷凍野菜は「1日350g以上」の強い味方といえるでしょう。

［ 冷凍によるホウレン草のビタミンC量の変化 ］

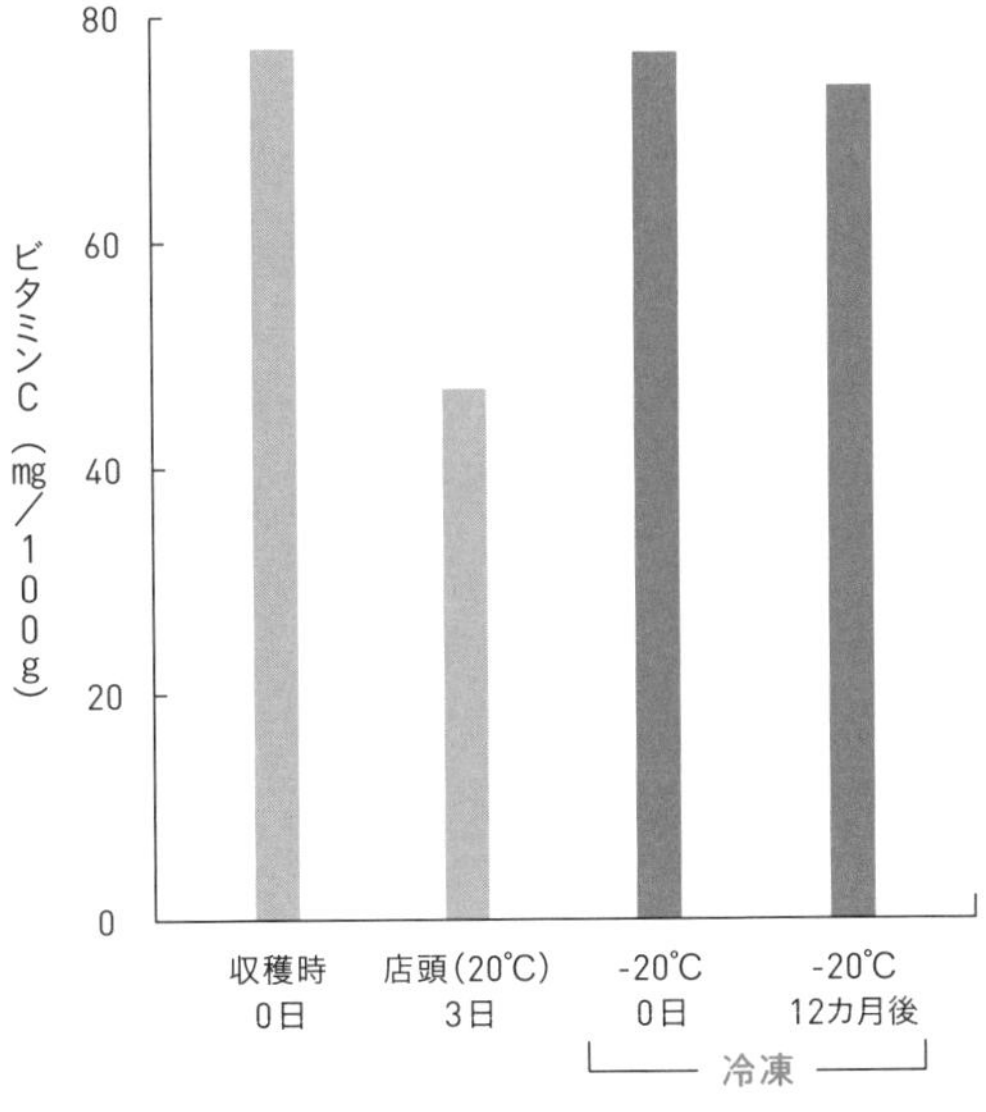

参考文献：Favell, D. J.(1998). Food chemistry,62, 59-64.

Q 22

野菜をとるこつ

市販の野菜ジュース、野菜の代わりになる？

ジュースも「野菜のひとつ」としてカウントOK！

今はちまたに、手軽に飲める野菜100％ジュースがあふれています。野菜不足と感じた時にジュースに手が伸びる人は多いことと思いますが、一方で、〝工場で加工された野菜ジュースが本当に野菜の代わりになるのか？〟〝なるとしてもどの程度？〟と、気になる人もいるでしょう。厚生労働省が毎年公表している国民健康・栄養調査では、食品群別の栄養素等摂取量を報告しています。この中で野菜ジュースは「緑黄色野菜」、「その他の野菜」と同じ位置づけで扱われています。このことは同省が推奨する「一日に野菜を350g以上」の中に、野菜100％ジュースの摂取量が含まれることを意味しています。つまり、野菜ジュースは「野菜代わりになる」ということです。

そう聞くと、野菜ジュースを350g以上飲めばよいと思うかもしれません。けれども、**Q05**（**野菜350g——内訳は何でもよい？**）で述べたように、同じ野菜を350g以上食べても必要な栄養素をすべてとることはできず、できるだけ多くの種類で350g以上をとることが重要です。野菜ジュースについても同様で、同じ野菜ジュースを350g以上飲んでも、必要な栄養素をすべてとることはできません。

野菜ジュースは、「新ジャンルの野菜」

そもそも、原料が同じであれば、生の野菜も野菜ジュースも栄養価は同じなのでしょうか？　結論からいえば、生の野菜と、その野菜を原料にした野菜ジュースでは栄養価は異なります。

左の表は、①生のトマト、②これを原料にしたトマトジュース、③ミックスジュース（原料はトマト、ニンジン、セロリ等）、④ニンジンジュースについて、生のトマトを１００とした時のミネラル、ビタミン、食物繊維の量を比べた結果です。

まず、①生トマトと②トマトジュースを比べると、栄養価がかなり異なることがわかります。これは野菜をジュースにする加工過程で栄養素が失われたり、逆に濃縮されたりするためです。つまり生トマトとトマトジュースの成分量は同じではないけれど、ジュースにはジュースなりの栄養があることがおわかりでしょう。トマトジュースはトマトとは別の「新ジャンルの野菜」のひとつと考えればよいということです。

さらに、原料が異なる野菜ジュース②、③、④を比べると、ニンジンジュースはβカロテンが飛びぬけて多く含まれる、ミックスジュースにはカルシウムやマグネシウムが多いなど、当然のことながら原料に応じた栄養価の差が出ています。「ジュース」とひとくくりにはできず、ジュースも種類が違えば、それぞれが「別の野菜」となります。

結論として、データから見ても、市販の野菜ジュースはそれ自体を「ひとつの野菜」として、「１日３５０ｇ」に含めることができます。野菜ジュース１００ｇをつくるためにはそれよりはるかに多い量の原料野菜を使いますから、加工過程で損失する分を差し引いても栄養価は悪くありません。上手に取り入れれば栄養素をバランスよくとるうえで大いに役立つといえるでしょう。

［ 生トマトを100とした場合の各種ジュースの成分量 ］

	生トマト	トマトジュース	ミックスジュース	ニンジンジュース
カリウム	100	124	95	133
カルシウム	100	86	157	143
マグネシウム	100	100	144	78
鉄	100	150	150	100
亜鉛	100	100	100	100
βカロテン（プロビタミンA）	100	57	72	833
ビタミンE	100	78	89	22
ビタミンK	100	50	150	50
ビタミンB_1	100	80	60	60
ビタミンB_2	100	200	150	200
ビタミンB_6	100	113	75	100
葉酸	100	77	45	59
ビタミンC	100	40	20	7
食物繊維	100	70	70	20

参考文献：日本食品標準成分表2020年版（八訂）　■ 生トマトより多い　□ 生トマト以下

Q23

野菜をとるこつ

市販の水煮缶やペーストは野菜の代わりになる？

加工品も「野菜のひとつ」としてカウントOK！

野菜の加工品には、ジュースのほかにも缶詰、瓶詰、ペースト、ピューレなどがあります。

トマトを例にとると、水煮缶（ホールトマト、カットトマト）、トマトピューレ……どれもトマトの加工品です。これらは、生のトマトの代わりになるでしょうか？

トマト缶やトマトピューレの栄養価は高い

いろいろな料理本を参考にして、それぞれ料理1食分の使用量を想定し、その成分量を生のトマトを100とした割合で比べてみました（左ページの表）。ただこの場合、生トマトと加工用トマトは品種も産地も異なるので（加工用は外国産）、元のトマトの成分量が異なることを前提としています。

比較の対象は、①生トマト、②ホールトマト缶（収穫後の生トマトの皮を取り除いた後、缶に詰めて加熱した製品）、③トマトピューレ（収穫後の生トマトの皮を除いた後、粗みじんにする／高温で加熱して水分を飛ばす／タネ等を除く……の工程を経た製品）、です。

ビタミンCは加工過程で失われやすい筆頭のビタミンなので、ホールトマト缶のビタミンC量は生トマトの8割しかありませんが、その他のミネラルやビタミンは生よりも1・2～2・5倍多く含まれています。この成分量の違いには元のトマトの品種や土壌等の条件が影響していると考えられます。

より加工度の高いピューレの場合は、ビタミンC量は大幅に減り、生トマトの3割程度。βカロテンや葉酸は5～6割程度に減り、ビタミンB_1、食物繊維は若干の減少です。一方、それ以外のビタミンやミネラルは生トマトの1・1〜1・9倍です。

この表にはありませんが、トマトといえばリコピンです。リコピンはトマトの赤い色の元となる色素で、抗酸化作用が強いことで知られています（Q55 **トマトのリコピン、抗酸化力がハンパない？** 参照）。リコピンの量を料理1食分で比べると、ホールトマト缶では生トマトの4倍多くとることができます。

このように、トマト加工品は生のトマトとは成分量が異なりますが、栄養価はむしろ高いくらいです。

トマト以外の野菜加工品についても同じように、生鮮品と比べて成分量が多かったり少なかったりしています。

加工品も「1日350g」に組み込もう

ここで考えておきたいことは、野菜加工品とはそもそも、その野菜を旬という（大量に採れる、栄養的にも充実した）最盛期に収穫し、産地近くの工場で加工したものであるということです。このため、その栄養価はお店で買った生の野菜にはけっして引けをとらない、どころかむしろ豊富であることも多いのです。

加工品はストックしておけば、1年を通していろいろな料理に使うことができるうえ、生の野菜よりも少ない量で栄養をしっかりとることもできます。野菜加工品も、生の野菜と同等の野菜のひとつ、つまり「新ジャンルの野菜」ととらえて、「1日に野菜350g以上」に含めるとよいでしょう。

［ 生トマトを100とした場合のトマト加工品の成分量 ］

	生トマト 中1/2個（105g）	ホール缶 1/3缶（130g）	トマトピューレ 1/4本（50g）
カリウム	100	141	111
カルシウム	100	159	129
マグネシウム	100	178	143
鉄	100	247	190
亜鉛	100	124	143
βカロテン（プロビタミンA）	100	130	55
ビタミンE	100	165	143
ビタミンK	100	154	119
ビタミンB_1	100	148	86
ビタミンB_2	100	185	166
ビタミンB_6	100	154	119
葉酸	100	118	63
ビタミンC	100	82	32
食物繊維	100	161	86

参考文献：日本食品標準成分表2020年版（八訂）　■ 生トマトより多い　□ 生トマト以下

Q24
野菜をとるこつ

切干し大根やたくあん、栄養的にどう？

乾燥や脱水によって失われる成分と濃縮する成分がある

切干し大根やたくあんなどの漬物――日本の伝統的な野菜加工品――は野菜であることに変わりませんが、気になるのはその栄養です。

切干し大根のカルシウムと食物繊維は、生の大根よりも多い

切干し大根は大根の皮をむき、天日で自然乾燥させた加工品です。乾燥の過程でビタミンCは減りますが、食物繊維やミネラルは乾燥しても失われることがないので、切干し大根にそのまま残ります。

下の表は、①水ゆでした生の大根と、②水戻し後にゆでて手絞りした切干し大根のミネラルやビタミン、食物繊維の量を比較したものです。

加工過程で明らかに減るビタミンCは、切干し大根には含まれていません。逆に、乾燥の過程で濃縮されたミネラルや食物繊維の量はかなり多く、とくにカルシウム

［ 生大根と切干し大根の成分量 ］

（100gあたり）

		生大根（ゆでたもの）	切干し大根（ゆでたもの）
エネルギー（kcal）		15	13
カリウム（mg）		210	62
カルシウム（mg）		25	60
マグネシウム（mg）		10	14
鉄（mg）		0.2	0.4
亜鉛（mg）		0.1	0.2
ビタミンB群	ビタミンB_1（mg）	0.02	0.01
	ビタミンB_2（mg）	0.01	微量
	ナイアシン（mg）	0.3	0.2
	ビタミンB_6（mg）	0.04	0.01
	葉酸（μg）	33	7
	パントテン酸（mg）	0.08	0.04
ビタミンC（mg）		9	0
食物繊維（g）		1.7	3.7

参考文献：日本食品標準成分表2020年版（八訂）

■ より多い

と食物繊維は「供給源として価値が高い」といえるほどの量です。切干し大根は加工することで生の大根よりも栄養価が高まった野菜と位置づけてもよさそうです。

なお、カリウムやビタミンB群は乾燥過程でそれほど減る成分ではありませんが、水溶性なので、ゆでると水に溶け出してしまいます。表中の切干し大根の成分量が低いのも、ゆでた際に流出したためと考えられますが（切断面が大きいため流出量も多い）、水洗い後に新しい水に浸けて戻し、その戻し水と一緒に調理すれば、損失量はかなり小さくなります。

漬物は生の野菜より栄養価は高いが、塩分が多いので要注意

伝統的なたくあんは、皮がついたままの大根を天日で自然乾燥させ、米ぬかと調味料を合わせたぬか床に1カ月〜数カ月漬け込んだ漬物です。近年は（天日干しせずに）塩漬けして水分を抜き、調味料に漬け込んだたくあんが主流になっていますが、天日干しと塩漬けのたくあんでは加工法が違うため、成分量にも違いがでます。

下の表は、大根を原料とした漬物——たくあん、皮ご

［ 大根と大根の漬物類の成分量 ］

（100gあたり）

	生大根	たくあん漬（天日干し）	たくあん漬（塩漬け）	大根ぬか漬	べったら漬	大根味噌漬
	皮付き／皮なし	皮つき	皮つき	皮つき	皮なし	皮なし
カリウム	1	2.2	0.9	2.1	0.8	0.3
カルシウム	1	3.2	0.2	1.8	0.7	0.8
マグネシウム	1	8.0	0.7	4.0	0.6	1.2
鉄	1	5.0	0.5	1.5	1.0	1.5
亜鉛	1	4.0	1.0	0.5	1.0	2.0
ビタミンB_1	1	10.5	0.5	16.5	0.0	185.0
ビタミンB_2	1	3.0	0.5	4.0	11.0	1.0
ナイアシン	1	4.8	1.0	7.3	0.3	1.7
ビタミンB_6	1	5.5	0.5	5.5	0.0	0.2
葉酸	1	1.4	0.3	2.9	0.0	0.3
パントテン酸	1	5.5	0.3	3.6	0.6	0.4
ビタミンC	1	1.0	0.3	1.3	4.5	0.0
食物繊維	1	2.6	0.7	1.3	1.2	1.6
食塩相当量（g）	0	2.5	3.3	3.8	2.8	7.2

参考文献：日本食品標準成分表2020年版（八訂）

■ 生大根よりも多い　□ 生大根以下

とぬかに漬けたぬか漬、皮をむいて麹に漬けたべったら漬、味噌につけた味噌漬――の成分量について。加工前の大根に含まれる各成分を「1」とした際の割合を示しています。塩分量については、100gあたり含まれるg数です。

漬物の多くが生の野菜と同等以上に栄養価が高いことがわかります。漬物は、塩の防腐作用を利用した加工食品です。塩の浸透作用によって野菜が脱水されるため、栄養成分の多くが濃縮されて残ります。とくに米ぬかに漬け込んだ天日干しのたくあんやぬか漬は、ぬかのビタミンやミネラルが大根に移行するため栄養価が高くなります。

ただし、塩分量が多いため、食べ過ぎないように注意しなければなりません。

塩分のとり過ぎが高血圧を引き起こし、高血圧は生活習慣病の原因になることはよく知られています（**Q08 高血圧予防にも野菜が大切？ 参照**）。2019年の調査(*)によると、20歳以上の日本人の4人に1人強が高血圧で、高血圧予備軍を含めれば2人に1人という割合です。味噌や醤油を使う日本の伝統的な食事は塩分が多く、そもそも血圧が上がりやすい食事といえます。漬物を食べるなら、食事全体の塩分量も考えて、適量に。栄養素の供給源として積極的に食べることは考えものです。

＊令和元年国民健康・栄養調査（厚生労働省）

Q25
野菜をとるこつ

野菜と果物は別モノ。それぞれに摂取目標がある
果物は野菜の代わりになる？

結論からいえば、野菜の摂取量を果物の摂取量で置き換えることはできません。もちろん、その逆も同じです。なぜならば、果物も野菜と同じようにビタミンやミネラル、食物繊維を含んでいますが、野菜と果物では摂取できる栄養成分の量や種類が違うからです。

果物と野菜の両方をとることが健康に役立つ

果物ならではの栄養のおもな特徴としては次のことがあげられます。

①食物繊維のうち、水溶性食物繊維の割合が野菜に比べて高い
≫水溶性食物繊維は不溶性食物繊維よりも血糖値や血中コレステロール値、血圧の上昇を抑える効果が高い
②野菜とは違う種類の抗酸化物質が含まれている
③野菜に少ない有機酸（クエン酸、リンゴ酸、酒石酸など）が多く含まれる
≫クエン酸は、エネルギー代謝をうながす作用によって疲労回復に役立つ

近年の国内外で行われた多くの疫学調査から、「野菜と果物の両方を摂取すること」が健康の維持・増進にとって大切であることが明らかになっています。

果物の摂取量が多いほど心臓病や大腸ポリープの発症リスクが低下し、たとえば、柑橘類は心臓病の発症リスクを下げること、ミカンの黄色色素は肺がんリスクの軽減やアルコール性肝障害の予防に役立つことなどが報告されています。また、骨密度の低下を予防するためには、

思春期の発育段階から果物を摂取することが重要、という指摘もあります。

このため、厚生労働省と農林水産省が策定した「食事バランスガイド」では、1日に約200gの果物をとることを健康のための目安として示しています。

現在、日本人は果物を1日に100g強食べており、ビタミンCを果物から約3割、カリウムや食物繊維の1割弱をとっています(*)。果物も必要な栄養素等の供給源として役立っているというわけです。

果物は一日200gを目安に、野菜と同じようにできるだけいろいろな種類を食べ、必要な栄養素をバランスよく摂取することが理想です。

*令和元年国民健康・栄養調査(厚生労働省)

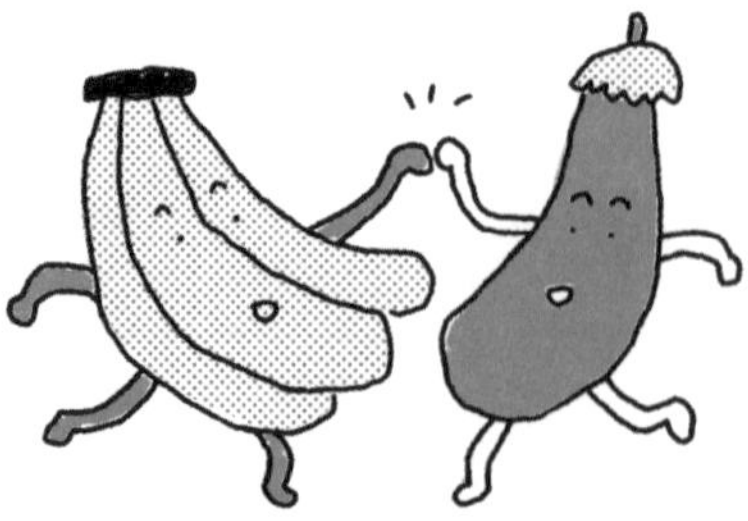

Q26

野菜をとるこつ

サプリメントは野菜の代わりになる？

代替ではなく補足手段。サプリメントと食品の違いをまず知ろう

サプリメントと食品が大きく異なる点は、①栄養成分の種類（単一／多種類）、②各栄養成分の量（大量／少量）、③安全性、④摂取方法（飲む・噛まない／噛む）、です。

サプリメント＝単一成分の大量摂取

サプリメントは健康効果が期待できる特定の成分だけを濃縮し、一度に大量にとれるようにつくられたものですが、食品には、さまざまな成分が少量ずつ含まれています。栄養成分の多くは、単独で健康効果を発揮するというよりも、複数の成分が揃うことではじめて有効にはたらきます。食品を食べていれば、意識せずともいろいろな栄養成分が同時にとれるので、結果的にバランスよく栄養をとることができます。

もちろん同じ成分であれば、サプリメントでとっても食品でとっても、吸収された後は基本的に体内で同じように作用します。ただし、サプリメントで限られた成分を一度に大量にとることの影響については、不明な点が多いことも事実です。少量なら健康に役立つ成分でも、大量にとればかえって健康を害することもあります。

たとえば大豆イソフラボンは、大豆食品からとると、更年期障害の症状軽減や乳がんの予防などに役立ちますが、サプリメントで大量にとると、ある種のがんの発症や再発のリスクが高まる可能性のあることが報告されているため、現在その摂取量の上限が設定されています。

今後研究が進めば、現在は健康効果を示すといわれている成分でも、将来的に否定されるかもしれません。逆に、現時点では見つかっていなくても、将来、健康効果の高い成分が発見される可能性もあります。よい例が、

野菜に多く含まれるポリフェノール類。今でこそサプリメントにも利用されていますが、かつては栄養価値のないもの、あるいは食品に含まれるアク（渋味や苦味を示す好ましくない成分）として扱われていました。食品を食べていれば、知らず知らずのうちにこのような健康に役立つ成分もとれている、また、害のある成分がほかの成分と相殺されることもあります。

人間が数ある動物や植物の中から選び抜き、それに適した処理をして食べ続けられてきたものが、食品です。その安全性は長い食の歴史によって裏づけられています。安全性という意味でも、できるだけいろいろな種類の成分をとるという意味でも、基本的に栄養は食品からとり、サプリメントを服用するならあくまでも補足手段にとどめることが大切です。

食品を「噛む」ことが健康に役立つ

野菜は食物繊維を含み、ヒトは咀嚼（噛む）してこれを食べますが、サプリメントは噛む必要のない食品です。噛むために顎を動かせば動かすほど、唾液の分泌量が増えます。唾液中には消化を助けるデンプン分解酵素、歯の石灰化をうながすカルシウムが含まれます。さらに、唾液と一緒に感染症予防に関わる免疫グロブリン（抗体）も分泌されるので、免疫力の向上にも役立ちます。最近では、噛むことで脳が刺激され、これが認知症予防につながることが明らかになりつつあります。

また、噛むことがなければ、口腔周囲の筋力が衰えます。筋力は1週間使わないだけで15～20％も衰えるほどで、飲み込む力が弱まるといわれています。「噛む」ことの大切さを考えても、サプリメントの服用は、栄養の補足手段にとどめることが大切です。

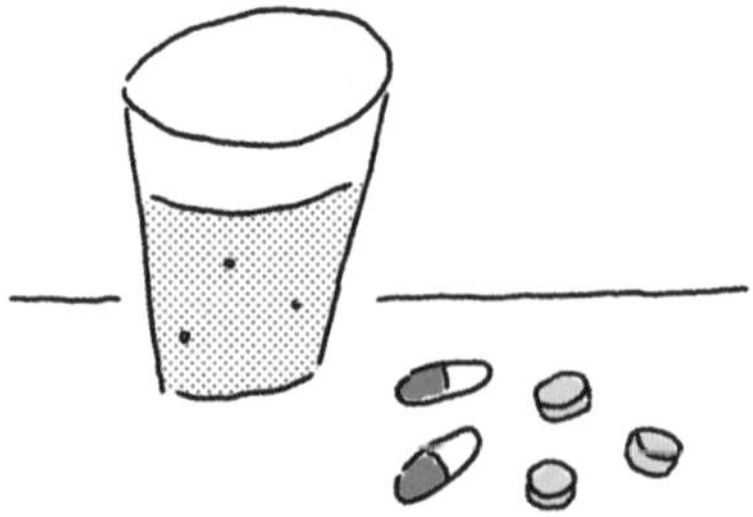

Q27

野菜をとるこつ

野菜でとれないビタミンやミネラルはある？

ビタミンDとビタミンB_{12}だけは野菜以外からとる必要あり

野菜はビタミンの宝庫といわれますが、ビタミンDとビタミンB_{12}は含まれていません（ビタミンB_{12}はべったら漬には含まれます）。ミネラルはすべての種類が野菜に含まれるので、この2種のビタミンを野菜以外の食品から摂取すれば、ビタミンとミネラルをまんべんなくとることができます。

□ビタミンD

豊富に含むのはおもに魚類、卵黄で、植物性食品ではキノコ、そしてビタミンD強化マーガリンに含まれるのみです。

ビタミンDは食品とは別に、太陽を浴びることで体内でも合成されます。紫外線のはたらきで、人の皮膚に多く存在するプロビタミンD（コレステロールを原料につくられた、ビタミンDになる前の物質）がビタミンDに変換されます。食品からの不足分の補給に必要な日光浴の時間は、乳児の場合は顔の表面だけなら週2時間程度、顔と手足の表面なら週30分間程度で、大人なら一日に両方の耳を3時間ほど、夏ならば木陰で30分、冬なら手と顔に1時間で十分だといわれています。

□ビタミンB_{12}

植物性食品ではある種のキノコや海藻に含まれますが、「供給源」といえるほど含まれているのは魚介類、レバー類、一部の牛肉です。少量ながら腸内細菌でも合成されるので、完全菜食主義者ではないかぎり、一般に欠乏することはないと考えられていますが、胃酸の分泌量が低い場合にはビタミンB_{12}の吸収率が下がり、不足することがあります。

Q28 ヴィーガン食生活で不足する栄養素は？

ビタミンB_{12}、ビタミンD、鉄などは明らかに不足しがち

野菜が不足しがちな人が多い一方で、昨今は、健康はもちろん環境負荷への関心とあいまって、ヴィーガン食生活への関心が世界的に高まっています。

ヴィーガンとは何か。ベジタリアンとはどう違う？

ヴィーガンはベジタリアン（菜食主義者）のなかでも、卵や乳製品を含めた動物由来の食材をいっさい口にしない、完全菜食主義の人を指します。

- **ベジタリアン**……肉、魚介類を食べない
- **ラクトベジタリアン**……乳製品は食べるベジタリアン
- **オボベジタリアン**……卵は食べるベジタリアン
- **ヴィーガン**……肉、魚介類に加え、卵、乳製品、ハチミツなどもいっさい食べない

ヴィーガン食生活で不足する栄養素

ヴィーガンの食生活で明らかに不足する栄養素は、①植物性食品には含まれない、または少ないビタミンB_{12}、ビタミンD、タンパク質、コレステロール、②植物性食品に含まれていても吸収率が悪い鉄です。

□ビタミンB_{12}

とくに不足が心配されるのが、ビタミンB_{12}です。ビタミンB_{12}は腸内細菌でも合成されますが、それだけでは不足するため食品からとらなければなりません。ビタミンB_{12}は動物性食品（魚介類、レバー類、一部の牛肉など）には多く含まれますが、植物性食品ではある種のキノコや海藻に含まれるだけです。ビタミンB_{12}の不足は悪性貧血や、精神障害、神経障害の原因となり、また、動脈硬化

の原因となる血中ホモシステイン濃度の増加をまねくことが、近年の研究で明らかにされています。

□ビタミンD

ビタミンDはおもに魚類、卵黄に多く含まれ、植物性食品ではキノコ以外には含まれません。太陽を浴びることでヒトの体内でも合成されますが、やはりヴィーガンには不足しがちなビタミンです。ビタミンDはカルシウムの吸収をうながすはたらきがあり、その不足は骨粗鬆症を引き起こします。

□鉄

鉄は雑穀、大豆食品、青菜にも多く含まれますが、植物性食品中の鉄は体内で吸収されにくい非ヘム鉄で、その吸収率は動物性食品に含まれるヘム鉄に比べて格段に低いことがわかっています（Q60 **緑黄色野菜の鉄の吸収率を高めるこつは？** 参照）。非ヘム鉄は野菜や果物などに多いビタミンCと一緒にとれば吸収率は高まるものの、高まったとしてもヘム鉄の数分の1程度にすぎません。鉄は赤血球の構成成分で、不足は貧血を引き起こします。

□その他

ほかにも、牛乳など乳製品に多いカルシウム、肉類や魚介類に多いタンパク質や亜鉛などのミネラル、肉類に多いコレステロールなども、不足が心配される栄養素です。とくにタンパク質は、大豆以外の植物性食品でとった場合には体内での利用率が低いため、期待するほど量をとれていないことが多いのです。

動物性食品を避ける食生活において注意すべきこと

①多種類の食品をバランスよくとる
②エネルギー量（カロリー）が不足しないようにする
③大豆食品でタンパク質を十分にとる
④鉄や亜鉛などのミネラルをとるために雑穀や大豆食品、種実類をとる
⑤太陽を浴びてビタミンDの体内合成を高める

とくにビタミンB_{12}は、サプリメントからの摂取も考える必要があります。

Q29

野菜をとるコツ

食べ過ぎがNGの野菜はある？

個別に注意すべき野菜はあり。ビタミンA過剰症は野菜とは無関係

〝野菜は体によいから、不足を心配することはあっても食べ過ぎを気にすることはない〟と思われるかもしれません。ですが、食べ過ぎに注意すべき野菜というものもあります。

□生ニンニク

ニンニクの強いにおいを示すアリシンという物質はさまざまな健康効果を生み出すことで知られます。

その一方でニンニクを生のまま食べると、アリシンが胃の粘膜を強く刺激して、胃痛や胃潰瘍の原因になることがあります。さらに食べ続けると、アリシンの作用で赤血球のヘモグロビンが破壊されて貧血になったり、アリシンの強い抗菌作用が裏目に出て腸内細菌の繁殖が抑えられ、その結果、腸内細菌のつくりだすビタミンB群が不足し、口角炎、口内炎、皮膚炎などが起こることもあります。

生のニンニクは大人なら1日1片（約5g）、子供ならその半量を目安に。なお、ニンニクを加熱すればアリシンの一部がほかの物質に変化するので、過剰摂取の心配はありません。

□ギンナン

ギンナンは「種実類」なので、正確には野菜ではありませんが、触れておきましょう。

ギンナンに含まれる物質がタンパク質の代謝に関わるビタミンB_6のはたらきを邪魔するため、一度に食べ過ぎるとビタミンB_6欠乏症に似た症状（おう吐、下痢、痙攣など）を起こすことがあります。

この食中毒例の7割以上が10歳未満の子供で、5〜6粒程度でも中毒症状が現れることがあるといわれますか

ら、とくに注意が必要です。目安として、子供なら1日に5粒以内、成人なら10粒程度にしておくのが無難です。

野菜でビタミンA過剰症になる心配はない

ビタミンAは脂溶性なので水に溶けず、尿などで排泄されないため、食品あるいはとくにサプリメントによる過剰摂取が問題になります。

ビタミンA過剰症は頭痛や腹痛、脱毛のほか、さまざまな健康障害を起こします。ほかにも胎児の奇形や骨密度の減少、骨粗鬆症も知られています。

ビタミンAは鶏、豚、牛のレバーやウナギなどの動物性食品に豊富に含まれますが、植物性食品でも緑黄色野菜などにβカロテン（体内でビタミンAに変換される）の形で含まれています。とくにニンジンはβカロテンを多く含むため、〝ニンジンを食べ過ぎるとビタミンA過剰症になる〟と、心配する人もいますが、心配には及びません。βカロテンは、体内で不足した分だけしかビタミンAに変換されないからです。

実際にβカロテンの過剰障害は過去に例がなく、厚生労働省が策定する食事摂取基準でも、ビタミンAの許容上限値（1日あたり2700㎍）にβカロテンの摂取量を含めていません。

Column 1

データから見る日本人の野菜からの栄養素摂取状況

日本人、野菜は足りている？

日本人は野菜の摂取量が足りていない

グラフ1は、現代の日本人の野菜の摂取量を調査した結果です。

男女ともに年齢が高くなるほど野菜の摂取量が多くなっていますが、いずれの年代も350gに達していません。とくに20代から40代の野菜不足は深刻で、男性では1日に91g～117g、女性で109g～138gが不足しています。

実際に野菜を350g以上とれている人の割合は、20代から40代男性で20～40%、女性はわずか15～19%です(**グラフ2**)。一見、男性のほうが女性よりも野菜を多く食べているように見えますが、これはたんに男性のほうが食事の量が多く、結果的に野菜摂取量が多くなっているためです。いずれにせよ、日本人は野菜がかなり不足しています。

［ グラフ1 日本人の野菜の平均摂取量 ］

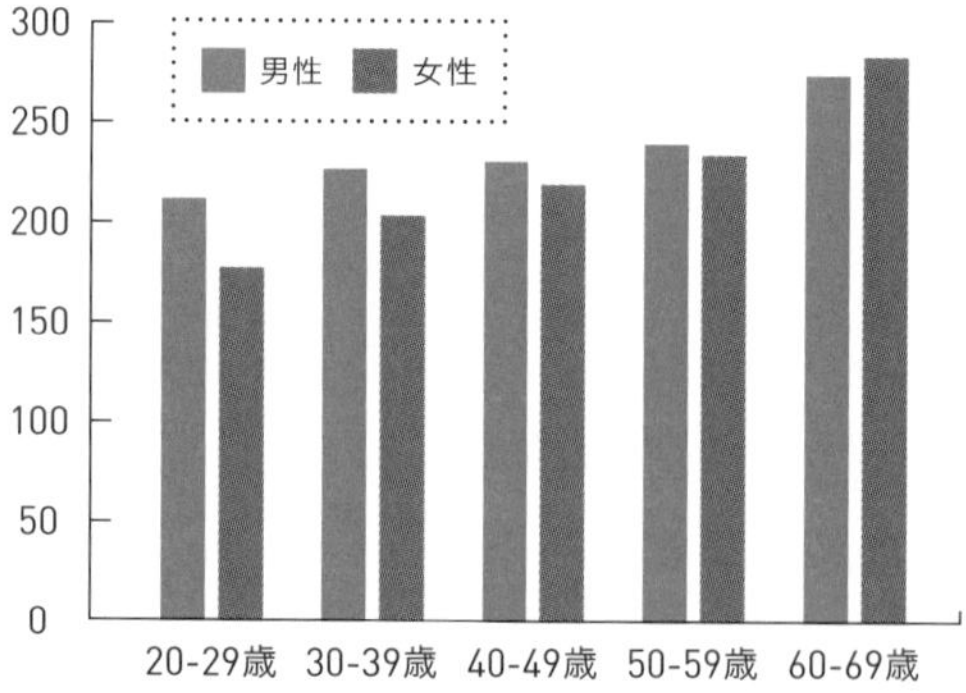

［ グラフ2 野菜を1日350g以上とっている人の割合(%) ］

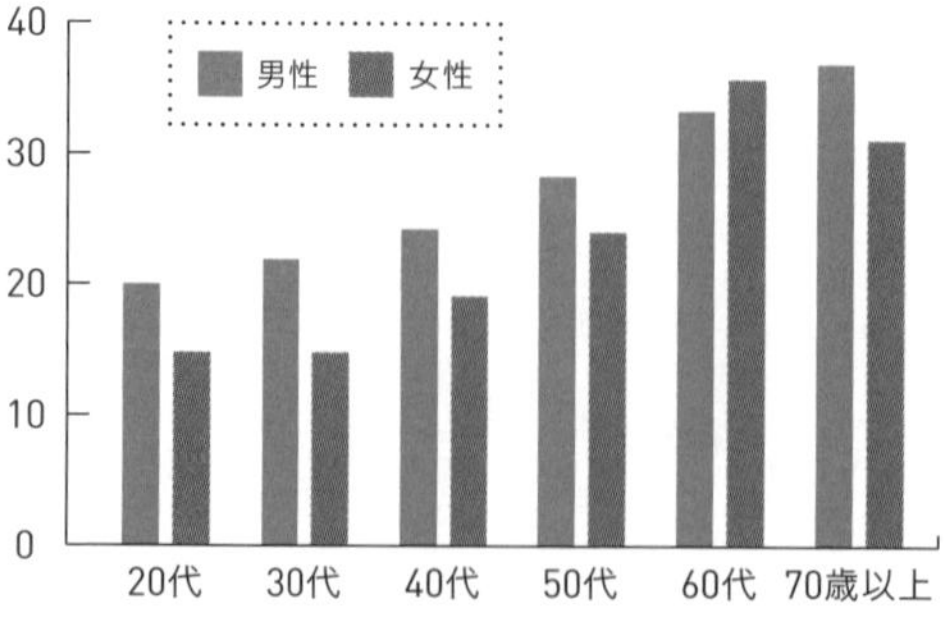

参考文献：国民健康・栄養調査(令和元年)(グラフ1、2とも)

野菜をもっと食べることが、栄養不足の解消の近道

表1は日本人の栄養素等摂取状況を数値で表したものです。各種ミネラルとビタミン、食物繊維の計18種類について、健康維持のために推奨される量（厚生労働省）を100として、実際の

［表1 日本人の世代・男女別栄養摂取率（%）］

	全体の平均摂取率（%）	20代		30代		40代	
		男性	女性	男性	女性	男性	女性
カリウム	92	80	84	82	89	83	99
カルシウム	61	47	60	49	56	52	59
マグネシウム	71	62	69	61	67	64	74
鉄	94	89	56	96	58	94	60
亜鉛	80	82	89	79	87	81	93
ビタミンA	47	40	45	37	48	38	49
ビタミンD	43	33	27	29	27	31	28
ビタミンE	99	107	99	100	101	105	102
ビタミンK	129	96	96	129	119	125	112
ビタミンB_1	69	72	66	65	68	69	75
ビタミンB_2	78	69	77	65	79	69	83
ナイアシン	219	207	224	207	211	218	226
ビタミンB_6	84	74	79	77	83	82	86
ビタミンB_{12}	168	160	123	140	108	152	125
葉酸	111	89	87	98	89	105	96
パントテン酸	97	113	92	107	90	110	99
ビタミンC	80	54	51	56	56	60	64
食物繊維	89	78	78	84	84	83	86

	50代		60代		70代		80代以上	
	男性	女性	男性	女性	男性	女性	男性	女性
カリウム	88	105	98	98	106	101	96	82
カルシウム	56	68	66	67	72	70	70	59
マグネシウム	68	78	74	69	81	74	81	68
鉄	101	104	111	106	117	108	111	98
亜鉛	79	89	78	69	79	68	81	66
ビタミンA	41	54	48	50	55	56	52	50
ビタミンD	36	31	57	45	81	69	62	47
ビタミンE	92	102	103	96	107	95	96	89
ビタミンK	131	129	150	150	167	145	136	121
ビタミンB_1	72	69	72	68	74	64	69	59
ビタミンB_2	75	85	82	77	89	82	90	76
ナイアシン	230	240	242	208	237	209	227	179
ビタミンB_6	84	91	91	85	99	90	84	69
ビタミンB_{12}	157	138	229	178	252	214	214	169
葉酸	110	106	128	128	138	133	126	112
パントテン酸	97	97	98	92	103	94	92	77
ビタミンC	70	76	86	104	114	125	110	96
食物繊維	89	90	94	91	105	98	97	86

参考文献：国民健康・栄養調査（令和元年）

■ 70%以下（欠乏症状が現れる可能性が高い）

■ 71〜99%（欠乏症状は現れないが不足状態）

□ 100%以上とれている

平均摂取量の割合（摂取率）を、各年代の男女別に示しています。

摂取率が70％未満の栄養素は8種類で、そのうち年代によらず男女ともに顕著に不足しているのがカルシウム、ビタミンA、ビタミンDで、とくにビタミンA、Dはかなり不足が深刻です。

それにつぐ6種類では、①マグネシウム、ビタミンB_1は全年代にわたり不足、②鉄は20代～40代の女性に不足、③ビタミンB_2は20代～40代の男性に不足、④ビタミンCは20代～40代の男女ともに不足、という傾向です。

不足する栄養素をとるために今まで食べていない食品をとる、というのはなかなかむずかしいもので、すでに食べている食品から、必要なものを今以上にとることが現実的な近道です。

そのためには、不足している栄養素を「何」からとっているかを知る必要があります。

表2は、前述した「日本人に不足しがちな栄養素8種類」の供給源を、そもそも私たちがどんな食品から供給しているかを調べ、上位3項目を挙げたものです。

日本人はビタミンAの50％、ビタミンCの42％を野菜からとっていること、また、ビタミンDを除くその他5種の栄養素も、野菜がベスト3以内の供給源であることがわかります。

つまり、野菜を食べる量を増やせば、ビタミンD以外の不足栄養素の摂取量をまんべんなく増やせるということです。

いつも食べている野菜を「もっととる」ことで、栄養素の不足が自然と改善されていくはずです。

［ **表2** 不足しがちな8種栄養素のおもな供給源 ］

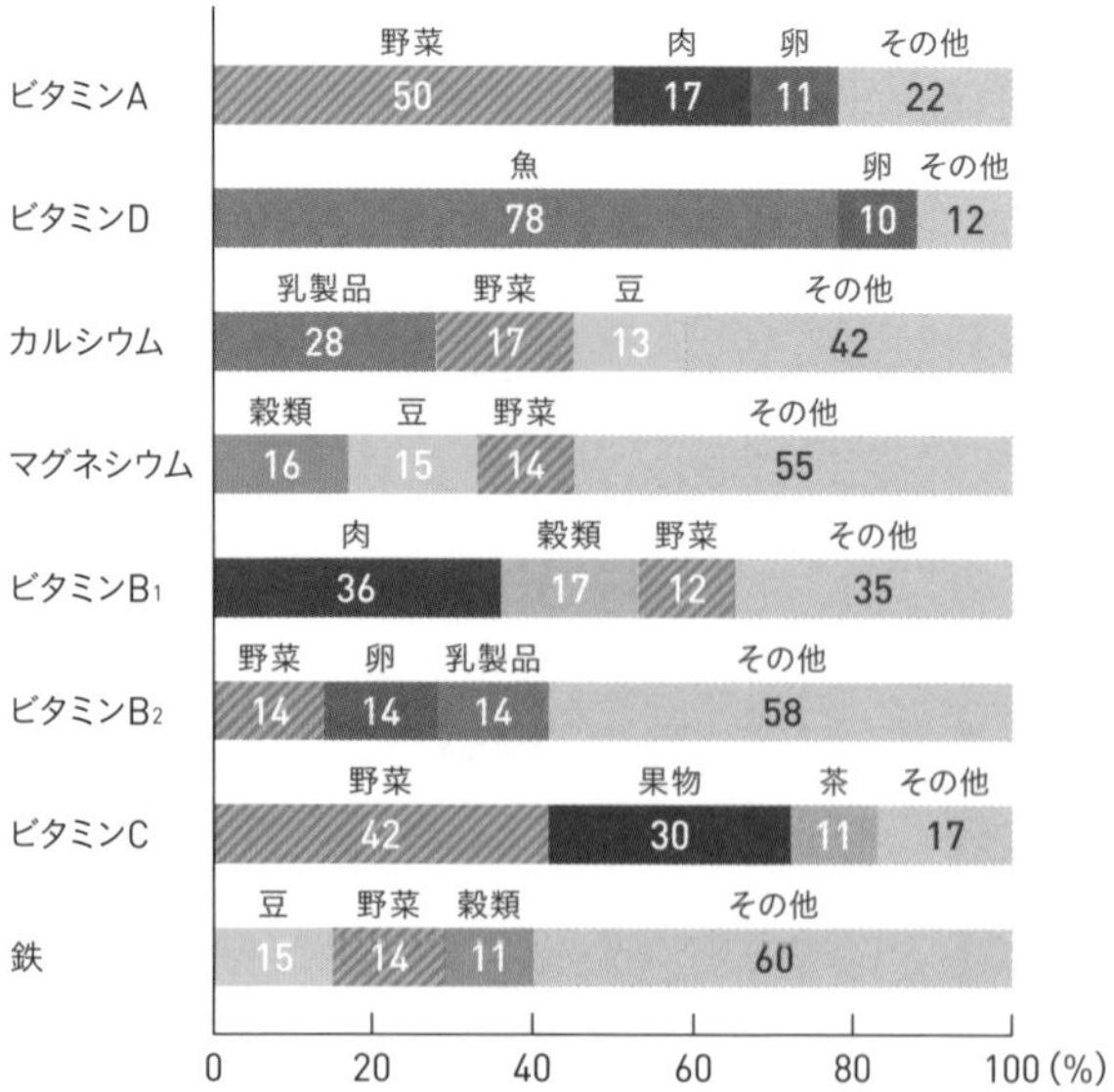

参考文献：国民健康・栄養調査（令和元年）

PART 3

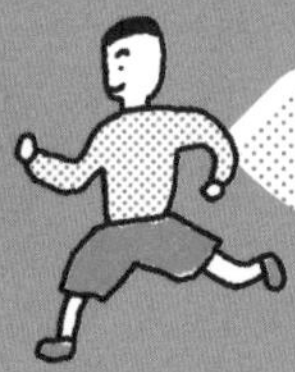

栄養と健康、きほんの知識

野菜を食べることが健康につながる——そのメカニズムを知るうえでの「きほんの知識」をまとめてみました。体をつくり機能させるうえで、栄養成分はどんなはたらきをしているのか、健康生活のために知っておきたいキーワードについて解説します。

Q30
栄養キーワード

そもそもビタミンって何？

体内の化学反応を円滑に行うための「潤滑油」

ビタミンは微量の有機化合物です。それ自体はエネルギー源や体をつくる原料にはなりませんが、体の機能を正常に保つために必要不可欠な成分で、体内で起こるさまざまな化学反応（代謝）を円滑に行うための潤滑油のようなはたらきをします。

ヒトに必要なビタミンは13種類

ヒトが健康に生きるために必要なビタミン**【必須ビタミン】**は13種類あります。1日に摂取する量は、mg（ミリグラム、1グラムの千分の1）やμg（マイクログラム、1グラムの100万分の1）の単位で表されるほどごくわずかですが、ビタミンが不足すると糖質、脂質、タンパク質、ミネラルは体内でうまく利用されず、エネルギー源になったり体をつくる原料になったりすることができません。

この13種類のなかには「体内で合成されないもの」と「体内で合成されるけれども必要量には充分でないもの」があり、いずれにしても食品からの摂取が必須です。

なお、緑黄色野菜に豊富に含まれるβカロテンは、そのままの形ではビタミンAとはいえませんが、体内に入ると必要に応じてビタミンAに変換されて作用することから「プロビタミンA」と呼ばれます。

ビタミンには水に溶ける（水溶性）ビタミンと油脂に溶ける（脂溶性）ビタミンの2種類があります。

水溶性ビタミンは摂取後2～3時間で使われなかった分は尿に溶けて排泄されます。これに対し、脂溶性ビタミンは肝臓や脂肪に蓄えられて排泄されにくいことが特徴です。水溶性ビタミンは「とり過ぎ」の心配はありませんが、毎日まめに摂取する必要があります。一方、脂溶性ビタミンはとり過ぎると健康を害する可能性がありますが、（サプリメントではなく）食品からであればその心配はまずありません。

ビタミンとがん抑制作用・抗酸化作用

近年の疫学調査では、ビタミンC、ビタミンE、βカロテンの摂取量が少ない人に、ある種のがんの発生率が高いことが報告されています。また、ビタミンCには胃内で発がん物質（ニトロソアミン）がつくられるのを抑える作用があることが明らかにされています。発がんの原因になる活性酸素を一部のビタミン（抗酸化ビタミン）が無害化することが大きく影響していると考えられています。

プロビタミンA、ビタミンE、ビタミンCは抗酸化ビタミンといわれ、総称してビタミンACE（エース）と呼ばれています。ほかにもビタミンK、ビタミンB_2、ビタミンB_6に抗酸化作用があることが知られています。

13種のビタミン――体のしくみとのおもな関わり

	種類	体内のどんなはたらきに関わる?
脂溶性ビタミン	ビタミンA プロビタミンA	細胞の再生
		免疫機能
		網膜の光の明暗を感じる色素の合成
	プロビタミンA	抗酸化
	ビタミンD	カルシウムの吸収
		筋肉の合成
		免疫機能
	ビタミンE	抗酸化
		筋細胞の増殖や筋膜の修復
		血管の拡張や赤血球の維持
	ビタミンK	血液の凝固
		カルシウムの骨への沈着
水溶性ビタミン	ビタミンB_1	糖質のエネルギー産生
	ビタミンB_2	糖質、脂質、タンパク質のエネルギー産生
	ビタミンB_6	タンパク質の代謝
	ビタミンB_{12}	神経機能
		赤血球の形成
		メチオニン（必須アミノ酸）の代謝
	葉酸	核酸、タンパク質の代謝
	パントテン酸	糖質、脂質、タンパク質のエネルギー産生
		副腎皮質ホルモンの合成
	ビオチン	糖質、脂質、タンパク質のエネルギー産生
		抗炎症物質の生成
	ビタミンC	抗酸化
		コラーゲンの合成
		副腎皮質ホルモンの合成
		メラニン色素産生の抑制
		免疫機能

Q 31

栄養キーワード

ミネラルのはたらきとは？

①体の組織をつくる原料になる、②体の機能を維持・調節する

ミネラルとは無機物質のことです。

自然界には103種類のミネラルが存在しますが、このうちの16種類がヒトにとって必要なもので、さらに13種類は、体の組織をつくる原料となったり、体の機能の維持や調節に関わっています。たとえば鉄は赤血球や酵素の構成成分、カルシウムは骨や歯の構成成分になるほか、筋肉の収縮、神経興奮の抑制、血液凝固作用の促進などに関与しています。

この13種類について厚生労働省では摂取基準を定めており、1日にとる推奨量や目安量が100mg以上の5種類を【多量ミネラル】、100mg未満の8種類を【微量ミネラル】と呼びます。

□ミネラルのおもなはたらき

①体の原料になる——骨、歯、血液、筋肉、細胞膜など

②体の機能を調節——血液などの体液の浸透圧の調節、神経や筋肉の興奮伝導の調節、酵素の成分として生体反応に関与

たとえば、血液はつねにpH7・35～7・45の範囲で保たれており、ほんの少しでもこれをはずれると病気になってしまいますが、酸性食品やアルカリ性食品と呼ばれる食品を食べても、血液やリンパ液などが酸性やアルカリ性に傾くことがないのは、ミネラルが調節しているおかげです。

ミネラルは「不足」も「とり過ぎ」もNG

ミネラルは体内で合成されないため食品から摂取しなければなりません。他方、体内で分解されて失われることはありません。必要量は微量ですが、摂取量に最適範囲があり、不足すれば体の機能を維持できず、過剰だと健康に悪影響を及ぼします。

たとえば、亜鉛は数百におよぶ酵素の成分として必要不可欠なミネラルで、不足すると成長障害、免疫機能の低下、味覚障害などをまねくことがあります。他方、サプリメントなどで過剰に摂取すると、鉄や銅などの吸収を妨げて結果的に免疫機能を低下させたり、貧血を引き起こすことが知られています。

あるミネラルの吸収や体内での作用には、別のミネラルが相互的に関わっていることがあり、一方のミネラルだけを過剰に摂取するとミネラル間のバランスが崩れ、他方のミネラルの吸収や体内での作用に対し悪い影響を及ぼすことがわかっています。このような相互作用は「鉄と亜鉛」「鉄と銅」「カルシウムとリン」「カルシウムとマグネシウム」などの間で知られています。

［13種のミネラル —— 体のしくみとのおもな関わり］

種類		体内のどんなはたらきに関わる?	
		こんな組織の原料に	体の機能を支える
多量ミネラル	カルシウム Ca	骨や歯	心機能維持、筋肉の収縮、神経の興奮抑制
	マグネシウム Mg	骨や歯 酵素（300種類以上）	エネルギー代謝、神経の興奮抑制、血圧維持
	リン P	骨や歯、細胞膜	エネルギー代謝、脂質代謝、pHバランス調節
	カリウム K	—	体液の浸透圧調節、筋肉の収縮、神経の興奮伝達
	ナトリウム Na		
微量ミネラル	鉄 Fe	血液・筋肉の赤い色素	酸素の運搬、エネルギー代謝
	亜鉛 Zn	酵素（200種類以上）	タンパク質の合成、酵素反応の活性化
	銅 Cu	酵素（約10種類）	活性酸素の無害化、鉄の代謝
	マンガン Mn	抗酸化酵素など	活性酸素の無害化、骨の形成
	ヨウ素 I	甲状腺ホルモン	タンパク質の合成、エネルギー代謝
	セレン Se	抗酸化酵素	活性酸素の無害化
	クロム Cr	—	インスリン作用の増強、糖質代謝、脂質代謝
	モリブデン Mo	酸化還元酵素	タンパク質の代謝、鉄の代謝

Q32

栄養キーワード

食物繊維のはたらきとは？

食物のカス？　いえいえ、生活習慣病予防の強い味方！

食物繊維はヒトが分泌する消化酵素では分解できない食品成分のことで、いも類、野菜、海藻、果物などの植物性食品に多く含まれます。見た目や歯ごたえが繊維状、繊維質であるとは限らず、海藻のぬめり成分やジャムをとろりとさせるペクチンも食物繊維です。食物繊維は摂取しても分解されず、小腸から吸収されません。体内で利用されないため、栄養素ではなく【機能性成分】に分類されます。

昔は「食物のカス」扱い→今は「機能性成分」

ヒトが食べた食物繊維は、基本的には消化管を素通りして便になって排泄されるため、昔は〝食べもののカス〟〝ミネラルなどの栄養素の吸収をじゃまする成分〟とみなされ、エネルギー量（カロリー）もゼロとされていました。けれども近年、食物繊維は大腸の腸内細菌によって分解され、その産物（酢酸や酪酸、プロピオン酸など）が大腸で吸収されてエネルギー源になること。コレステロールの排泄をうながすこと、糖の吸収を抑制することによって動脈硬化や糖尿病などの生活習慣病の予防・改善に役立つこと、腸内環境を改善することで免疫力アップが期待できること……が明らかになっています。

このため厚生労働省が策定する「日本人の食事摂取基準」では、栄養素と同じように食物繊維の摂取量が設定されています。ちなみに食物繊維のエネルギー量は１gあたり０〜２kcalと考えられています。

不溶性食物繊維と水溶性食物繊維

食物繊維には水に溶けない性質をもつ【不溶性食物繊

維】と、逆に水に溶ける【水溶性食物繊維】の2種類があり、野菜にはそのどちらもが含まれています。

不溶性食物繊維は水分を吸うと膨らみ、水溶性食物繊維は水に溶けるとドロッと強く粘るという性質があり、それぞれに健康効果が期待できます。

□不溶性食物繊維

不溶性食物繊維に富む食品はたいていかたく、何度も噛むことで唾液の分泌がうながされ、唾液や胃液を吸ってカサが増すため、満腹感を得やすくなります。また、カサが増えると便の増量や腸のぜん動運動をうながすので、便通もよくなります。

□水溶性食物繊維

ドロリとした粘りのある水溶性食物繊維は、胃の内容物とからまりこれを小腸にゆっくり移動させるため、小腸でのブドウ糖の吸収がゆるやかになり食後の急激な血糖値上昇を抑えるので糖尿病の予防に役立ちます。また、コレステロールの排泄効果があることもわかっています。その粘りが腸内でコレステロールや胆汁酸(*)を包み込んで排泄に導くことで、結果として血液中のコレステロール値を下げるのです。さらに、腸内細菌のエサとなって善玉菌（**Q38 腸内フローラ、善玉菌、悪玉菌について教えて参照**）の増殖をうながし、腸内の環境改善に役立ちます。

*コレステロールを原料として肝臓でつくられ、小腸で脂肪の吸収に関わったのち95%は再吸収・再利用される。（再吸収されずに）水溶性食物繊維とともに排泄されると、肝臓では胆汁酸をつくる原料が不足するため、血液へのコレステロール放出を減らす。

［ 食物繊維の体内でのおもなはたらき ］

不溶性食物繊維	水溶性食物繊維		はたらき	健康上の効果
●		1	咀嚼回数を増やす	肥満の予防など
●	●	2	食物を胃内に長く留める	肥満の予防など
●	●	3	コレステロールや中性脂肪、糖などの吸収を抑える、その排泄をうながす	動脈硬化や脂質異常症、糖尿病の予防など
●	●	4	便のカサを増やす 便をやわらかくする	便秘や大腸がんの予防など
	●	5	腸内環境を整える	免疫増強、 便秘の予防など

Q33 栄養キーワード

機能性成分とは？

健康維持に着目して生まれた、食品成分上の概念

クラシックな五大栄養素の概念

食品に含まれる成分のうち、①糖質、②タンパク質、③脂質、④ビタミン、⑤ミネラルの5種類が「栄養素＝ヒトが生きるために必要な成分」に分類されます。

この5つの成分は相互に関わりながら、エネルギーを生み出す（①、②、③）、体組織をつくる（②、③、⑤）、体の調子を整える（④、⑤）ために利用されます。

食物繊維やファイトケミカルは栄養素ではありませんが、近年の研究によって健康の維持・増進に役立つ成分であることが解明されています。

機能からみた一次～三次の成分分類

ヒトの健康に関わる成分は栄養素だけではないことがわかってきたことで、1980年代に機能性成分の研究が急速に進むとともに、食品の持つはたらきに次の3つの概念が新たに提唱されました。

【一次機能／栄養機能】 5つの栄養素が体内で示すはたらき（古くから栄養学で扱われていたフィールド）

【二次機能／感覚機能】 おいしい、まずい、香り高いなど、嗜好や心理を左右するはたらき（戦後豊かになって、食の嗜好性が注目されるようになる）

【三次機能／生体調節機能】 生活習慣病の予防など、健康の維持や増進に役立つはたらき（飽食の時代を経て、生活習慣病など病気の予防という観点が加わる）

なお、ひとつの食品成分が複数の機能をもつこともあ

ります。たとえば、唐辛子の辛味の元であるカプサイシンは、辛さという点では二次機能（感覚機能）、体脂肪の蓄積を抑えるのに役立つという点では三次機能（生体調節機能）をもっています。

「機能性成分」とは三次機能をもたらす成分

一般に、三次機能のことを「機能性」、そして三次機能をもたらす成分を「機能性成分」と呼びます。生活習慣病予防などのはたらきが期待される（病気には至っていないものの健康な状態ではない【未病】の人に役立つ可能性が高い）成分です。アントシアニンやカテキンのように抗酸化作用（Q37 抗酸化作用とはどんな作用？ 参照）をもつことですでに有名なものから研究途上のものまで、その種類や健康効果は多岐にわたります。

なお、タンパク質や糖質も「機能性」を有していますが、これらは栄養素であるので「機能性成分」とは呼びません。

［食品が含む成分］

栄養素	非栄養素
①糖質	⑥食物繊維
②タンパク質	⑦特殊成分（色、香り、味などの成分）例 ファイトケミカル
③脂質	
④ビタミン	
⑤ミネラル	

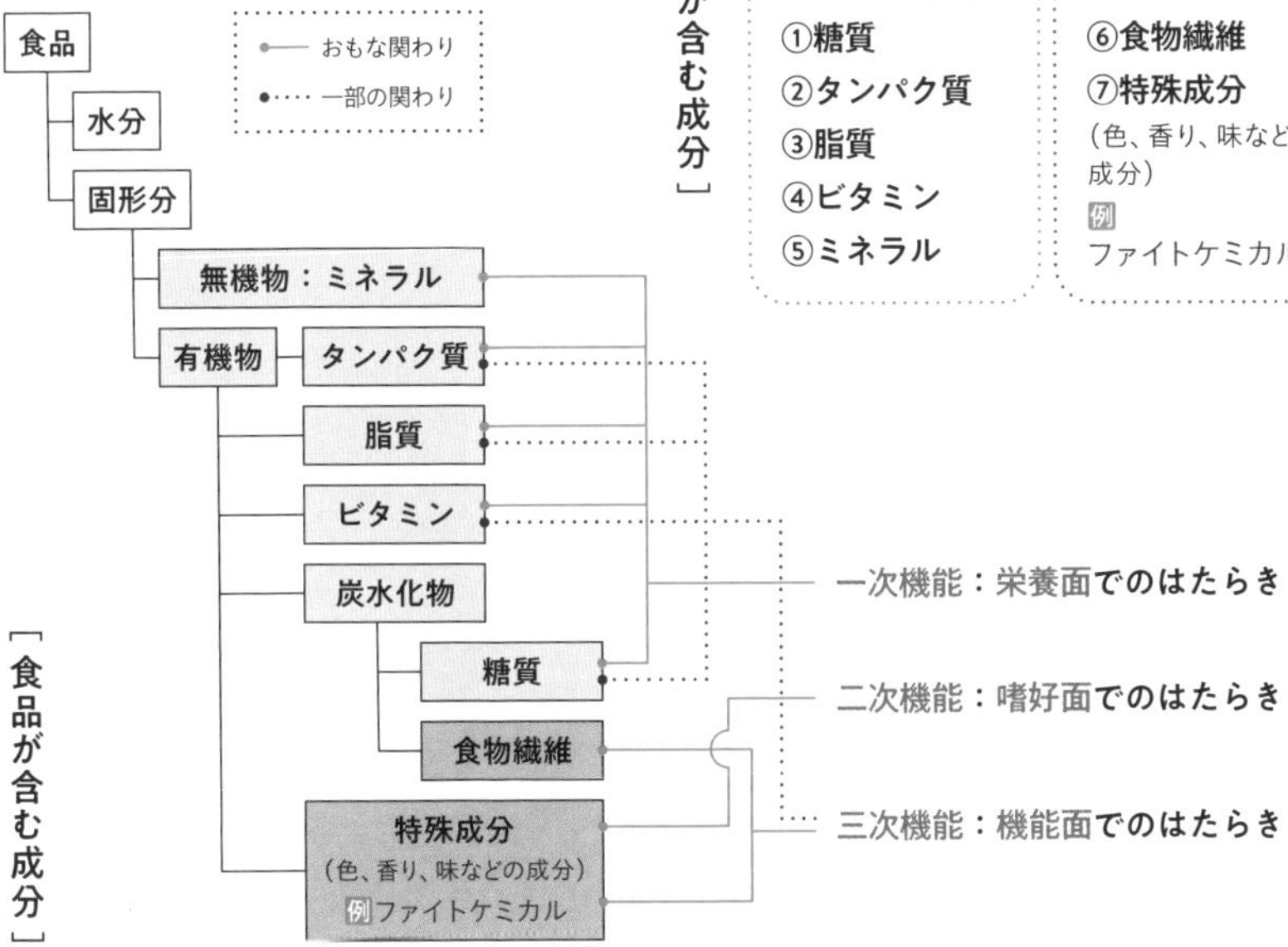

［食品が含む成分］

Q34
栄養キーワード

ファイトケミカルとは？

抗酸化作用などの健康成分に注目！ 植物性の微量化合物

ファイト（フィト）ケミカルという言葉をよく耳にするようになりました。ファイトphytoとはギリシャ語由来の言葉で植物、ケミカルは化学物質で、つまり「植物に含まれる化学物質」を意味します。

ファイトケミカルは、植物自身が外敵やストレスから身を守るために備えた微量の化合物で、野菜、果物、穀類、豆類などの葉、茎、皮、根、実、種に含まれる色素、香り、渋味、アクなどの成分の総称です。いわゆる栄養素ではなく、ヒトの体づくりに直接は関与しませんが、その作用によって免疫力向上、血流改善などさまざまな健康効果があることが明らかになってきました。

□代表的なファイトケミカル

①ポリフェノール……植物の色素や渋味などの成分（Q35参照）――イソフラボン、アントシアニン、カテキンなど

②含硫（イオウ）化合物……ニンニク、玉ネギなどのネギ属や、ワサビや大根などのアブラナ科の辛味成分（Q36参照）――アリシン、硫化アリル類、イソチオシアネートなど

③カロテノイド……おもに緑黄色野菜や海藻の色素成分――リコピン、ルテインなど

④テルペン類……柑橘類やハーブ、スパイスなどの香り成分――リモネン、メントール、α-ピネンなど

ちなみに、体内でビタミンAに変換されて栄養素としてはたらく、βカロテン、αカロテン、βクリプトキサンチンは、いずれもカロテノイド系色素（③）です。つ

まり、これらはそもそもファイトケミカルであり、プロビタミンAという栄養素でもあるということ。ファイトケミカルだからこそ強い抗酸化作用をもち、「ビタミンエース」（抗酸化力をもつプロビタミンA、ビタミンC、ビタミンE）の一角をなしているというわけです。

ファイトケミカルは、イソフラボン、アントシアニンのように今ではポピュラーなものから未知のものまで種類は多く、「野菜のたったひと盛りにも１００種類以上のファイトケミカルが存在する」といわれています。代謝のしくみはまだ不明な点が多く、摂取の基準も設定されていませんが、健康寄与への可能性を秘めており、今もっともホットな食品成分です。

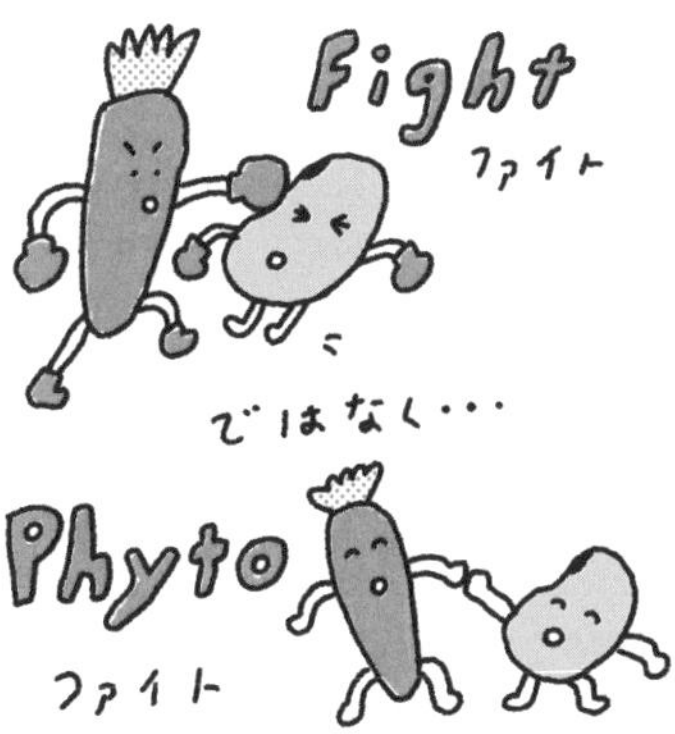
Fight
ファイト
ではなく…
Phyto
ファイト

Q35
栄養キーワード

ポリフェノールとは？

植物の色、渋味、アク成分――強い抗酸化作用をもつファイトケミカル

ポリフェノール（poly phenol）とは、「たくさんの（poly）フェノール基（phenol）をもつ物質」を意味する化学用語で、ほとんどの植物がもつ色素および、苦味や渋味など（一般にはアクと呼ばれる）成分のことです。ポリフェノールもファイトケミカルです。

植物自身が生き抜くために組織内で生成したもの

ポリフェノールは、植物が生きていくうえで紫外線や乾燥や塩分、病原菌や害虫から身を守るために自ら生成するもので、植物の生命活動全般に係わっています。

ポリフェノールはじつに数千種類あり、その多くが強い抗酸化作用をもっています。ヒトの体内で有害な活性酸素によって細胞やDNAが酸化されて傷つけられるのを防ぎ、がんや動脈硬化といった生活習慣病の予防等に役立つことが明らかにされています。

［ **食品に含まれるポリフェノール量** ］

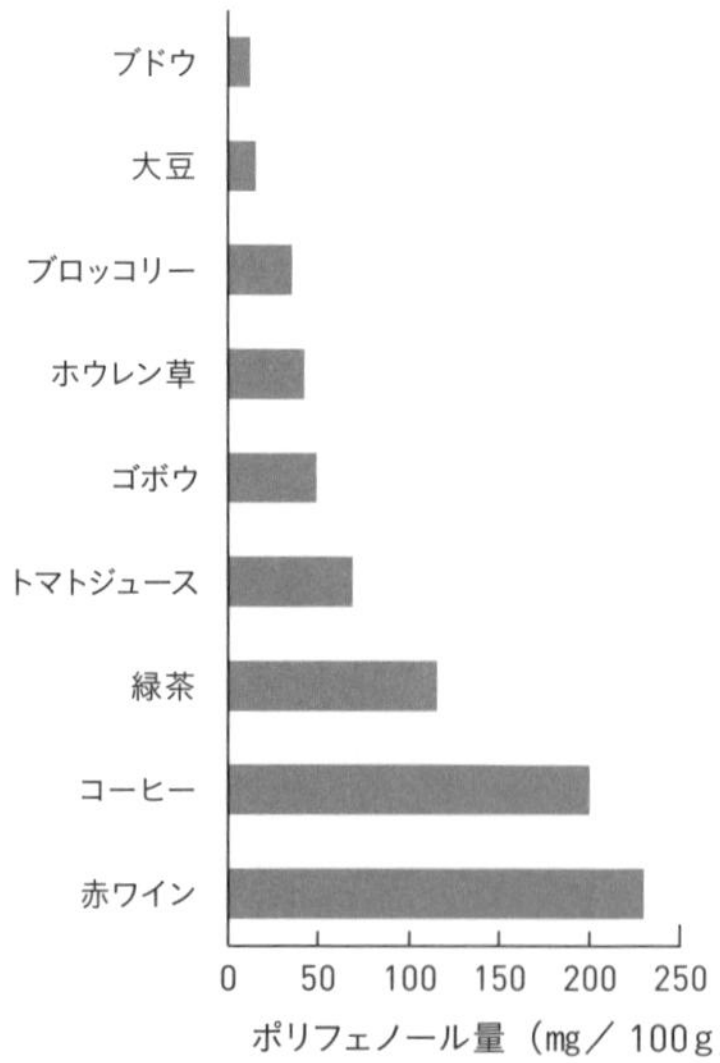

参考文献：
（公財）長寿科学振興財団サイト Fukushima, Y.et al.（2009）.
J.Agricultural and food chemistry, 57, 1253-1259.

代表的なポリフェノールは、野菜の色素成分で、光の刺激で合成がうながされるフラボノイド系と呼ばれるグループ。カテキン（緑茶）、ケルセチン（玉ネギ）、アントシアニン（ナスの皮やブルーベリーの色）などがよく知られています。

ほかにも、コーヒーの苦味成分であるクロロゲン酸、ターメリック（ウコン）の黄色色素であるクルクミン、ゴマのリグナンなどがあります。

ワンポイント

ポリフェノールの研究は'90年代から大躍進

ポリフェノールは昔から研究されていましたが、食品学的には"渋味などアクの原因"として除くべきものとみなされてきました。一転、'90年代から「健康に役立つ成分」として注目されるように。'92年に発表されたフランス、ボルドー大学教授の論文――"フランス人は飽和脂肪酸摂取量が高いのに、心筋梗塞死亡率が低い（フレンチパラドックス）のは、赤ワインを多く飲んでいるから"――をきっかけに世界的赤ワインブームが起こったことも、研究加速の一助となりました。

［おもなポリフェノール］

成分名		植物における特徴	代表的な食品	期待されるおもな効果
エラグ酸		細胞壁・細胞膜の構成成分	イチゴ、ブドウ、クルミ	がん予防、動脈硬化予防
リグナン		根・菜・果実の維管束に存在	ゴマ、ブロッコリー、キャベツ、芽キャベツ、ケール	アルコール代謝の促進、免疫力アップ、血中コレステロール値を下げる、血圧の上昇を抑える
クルクミン		黄の色素	ウコン（ターメリック）	肝機能の改善、抗炎症
クロロゲン酸		苦味の成分	ゴボウ、春菊、タケノコ、フキ	免疫力アップ、血糖値を下げる、血圧の上昇を抑える
フラボノイド系色素	ケルセチン	黄の色素	玉ネギ、ブロッコリー、レタス	血行促進、血圧の上昇を抑える、抗炎症、がん予防
フラボノイド系色素	アントシアニン	赤〜紫〜青の色素	ナスの皮、紫キャベツ、紫イモ	血行促進、血中コレステロール値を下げる、視機能の改善
フラボノイド系色素	カテキン	渋味の成分	茶葉	体脂肪を減らす、血中コレステロール値を下げる、血圧の上昇を抑える、抗アレルギー
フラボノイド系色素	ヘスペリジン	柑橘類の果皮や薄皮に存在（無色）	レモンの皮と汁、ミカンの皮	毛細血管の強化、血行促進、血圧の上昇を抑える、抗アレルギー、抗炎症
フラボノイド系色素	アピゲニン	黄の色素	セロリ、パセリ、シソ、ピーマン	抗炎症、がん予防、免疫機能の調整

Q36

栄養キーワード

含硫化合物（イオウ化合物）とは？

ネギ属の野菜、アブラナ科の野菜に含まれるファイトケミカル

含硫化合物とは「イオウを含む化合物」のこと。ポリフェノール同様、含硫化合物もファイトケミカルで、抗酸化作用があります。

含硫化合物としては、ネギ属の野菜（ニンニク、玉ネギ、長ネギ、ワケギ、ニラ、ラッキョウなど）に含まれる【硫化アリル類】と、アブラナ科の野菜（ワサビ、ブロッコリー、キャベツ、白菜、大根など）に含まれる【イソチオシアネート類】がよく知られています。硫化アリル類はニンニクやネギ特有のにおいの元、イソチオシアネート類はワサビのツンとした香りや辛味の元です。

ちなみに「元」というのは、それ自体に香りや辛味はないから。その野菜を切ったりすりおろしたりして細胞を破壊した時に、細胞内の別の場所にいた酵素がそれぞれの含硫化合物に接してはたらきはじめ、特有のにおいや刺激をもつ別の物質がつくられます。たとえばニンニクは1個丸ごとのままではにおいませんが、おろしニンニクには強いにおいがあります。ニンニクに含まれるアリイン（硫化アリル類のひとつ）が、酵素のはたらきによってアリシンという物質に変化するからです。

硫化アリル類に期待される健康効果

紀元前4500年頃のエジプトではすでにニンニクの薬効が知られていたといわれています。ピラミッドの建造現場の労働者たちが、ニンニクを疲労回復に役立てていました。

ニンニクに含まれるアリインから変化したアリシンは水溶性ビタミンB_1と結合するとアリチアミンという脂溶性物質に変わります。その結果、ビタミンB_1（糖質のエ

ネルギー代謝に必要不可欠な成分）は吸収率が高まり、吸収後は体内に長くとどまって、エネルギーを持続的に生み出します。これが「ニンニクはスタミナ食品」といわれるゆえんです。

このほかにも、ニンニクと玉ネギの健康効果を調べた研究は昔から数多くあり、血中のコレステロール値や中性脂肪値、血糖値を下げる、高血圧や血栓を予防する、がんや動脈硬化を予防する……などが報告されていて、ドイツのコミッションE（薬用植物の評価委員会）は、血中脂質の低下と動脈硬化の予防の治療目的でのニンニクの使用を認めています。これらの作用は、おもに硫化アリル類の抗酸化作用によると考えられています。

イソチオシアネート類に期待される健康効果

イソチオシアネート類は100種類以上あるといわれ、なかでもワサビの辛味成分であるアリルイソチオシアネートは、古くから生活の知恵としてその抗菌作用が利用されてきました。現在ではカビ、酵母、食中毒菌（腸炎ビブリオ菌、腸管出血性大腸菌O－157など）に対する抗菌効果が期待され、食品の包材などにも利用されています。

また、近年イソチオシアネート類にもっとも期待される健康効果ががん予防です。さまざまな経路を介してがん細胞の形成や増殖を阻害する効果を示すことが報告されています。

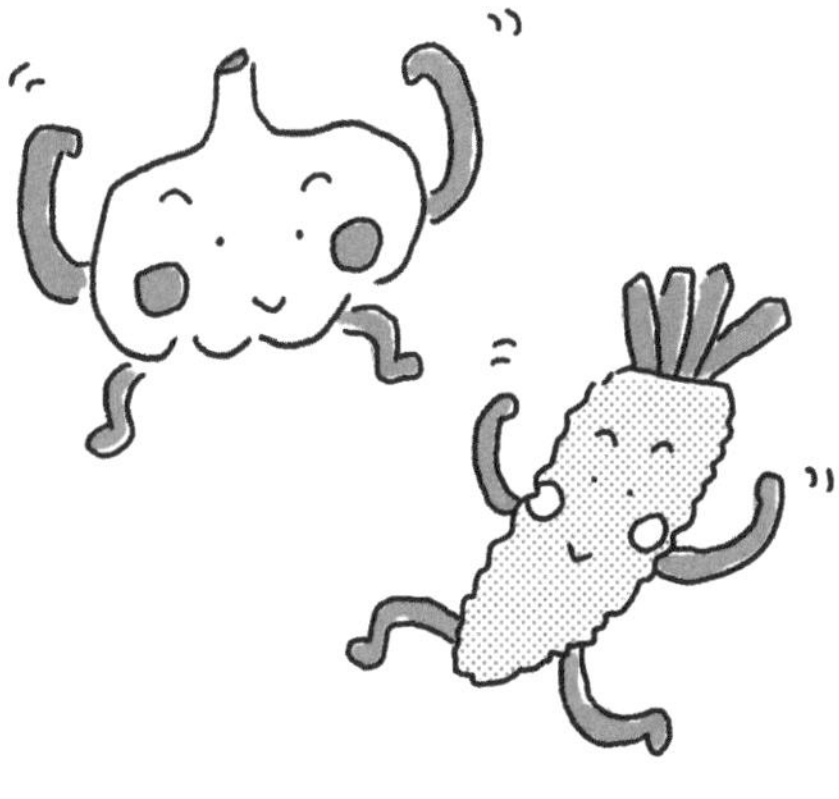

Q37

健康キーワード

抗酸化作用とはどんな作用？

活性酸素のはたらきを阻止して細胞の酸化＝老化を防ぐ

ヒトはたえず呼吸をして体内に酸素を取り込んでいます。体内でエネルギーをつくり出すためには酸素が必要だからです。ただし、吸った酸素のうちの2－3％は体内で利用されず、さまざまな酵素のはたらきによって活性酸素に変わります。

活性酸素は呼吸することでつねに発生しますが、それ以外のさまざまな要因——紫外線、ストレス、喫煙、多量の飲酒、激しい運動など——でも発生します。

活性酸素＝体の組織を酸化させる＝老化の原因

活性酸素とは活性化した酸素、つまり大気中の酸素よりも不安定でいろいろな物質と反応しやすい酸素という意味で、相手を酸化する力が強いことがわかっています。

免疫細胞により生成された活性酸素が免疫機能で有効に作用する（体内に侵入した細菌やウイルスの殺菌に使われる）反面、いろいろな刺激によって活性酸素が過剰に発生すると「正常な体の組織を酸化させる」という害をもたらします。

体の組織をつくるタンパク質や脂質、あるいは遺伝情報をになうＤＮＡなどの酸化がいったん起きはじめると、酸化反応の過程で攻撃性の強い活性酸素に変化していき、最終的には組織やＤＮＡにダメージを与えます。その結果、老化が早まったり、細胞ががん化したり、動脈硬化や糖尿病などの生活習慣病が引き起こされたりします。

抗酸化作用とは、活性酸素を無害化する仕組み

活性酸素はいずれも不安定な状態にある分子ですが、

電子を与えて分子構造を変えれば活性酸素の酸化力がなくなります。抗酸化作用とは、こういったはたらき（＝電子を与える）をして活性酸素を無害化する作用のことです。この作用を示すものを抗酸化物質と呼び、電子が奪われやすい（＝電子を活性酸素に与えやすい）物質ほど抗酸化力が強い、ということになります。おもなものに、βカロテン、ビタミンC、ビタミンE、ポリフェノールなどがあります。

できるだけ多種類の抗酸化物質をとることが大切

おもな活性酸素は4種類あり、抗酸化物質がその作用を示す相手や場所はある程度決まっています。

たとえばビタミンCは3種類の活性酸素を無害化できるものの、水溶性であるため作用できる場所は血液中の血漿のように水分のある場所に限られており、脂質でできている細胞膜に対しては抗酸化力を発揮できません。細胞膜に対して抗酸化作用を示すのは脂溶性のβカロテンやビタミンEで、ビタミンEは細胞膜の内側、βカロテンは細胞膜の中でその作用を示します。

また、抗酸化物質はいったん抗酸化作用を示すと、その時点で抗酸化力が失われるので、活性酸素を効率よく無害化するためには失われた抗酸化力を取り戻す（還元する＝電子をもらう）リサイクルが必要です。ビタミンCは酸化されたビタミンEを還元し、再び抗酸化力を発揮できるようにさせることがわかっています。

このように抗酸化物質は、複数の種類を一緒にとると抗酸化のネットワークがつくられ、互いのはたらきを強める、長持ちさせる、といった効果があります。つまり、1種類を単独でとるよりも複数の抗酸化物質を一緒にとるほうが、体全体の抗酸化により役立ちます。そのためには、さまざまな食品をとることが肝心です。

Q38

健康キーワード

腸内フローラ、善玉菌、悪玉菌について教えて

腸内フローラの勢力図をベストに保つことが健康のカギ

　私たちの腸の中には細菌が棲んでいます。ヒトは宿主として腸内細菌に食べたものの一部をエサとして提供し、腸内細菌はいろいろな物質をヒトに提供する、という相互・共生関係にあります。腸内細菌は約千種類、百兆個ほどもあり、種類ごとにテリトリーを保ちながら全体として集団を形成しています。その様子がお花畑（flora フローラ）のように見えるので、腸内細菌叢《ちょうないさいきんそう》（菌種ごとの塊）は腸内フローラとも呼ばれています。

　腸内フローラをバランスのよい状態に保つことが健康にとって非常に重要であることが知られてきました。


腸内細菌には「善玉菌」と「悪玉菌」がある

　腸内細菌は、その性質によって①健康に役立つ善玉菌、②健康を害する悪玉菌、③善玉菌と悪玉菌の力関係を眺めつつ優勢なほうに加担する日和見菌、に分類されます。腸内では善玉菌と悪玉菌の勢力争いが日々繰り広げられており、善玉菌が優勢になると、善玉菌が生み出す短鎖脂肪酸によって腸内が酸性に傾くことで悪玉菌が減り、ますます善玉菌が増えるという好循環が起こります。

　善玉菌はビタミンB群やビタミンKなどを産生したり、免疫細胞を活性化したり、また、菌自体ががん予防や血中コレステロール値の低下作用、抗アレルギー作用を示すことがわかっています。善玉菌の増殖で腸内が酸性に傾くと、食品中のミネラルの吸収がうながされる効果も出てきます。

　一方の悪玉菌はアンモニアやさまざまな腐敗産物、発がん物質など、人にとっての有害物質をつくり出します。悪玉菌が優勢になると腸内がアルカリ性に傾いて善玉菌

が減り、悪玉菌がいっそう増えるという悪循環が起こります。

善玉菌が好む食品をとって、善玉菌を増やす

善玉菌も悪玉菌も、ヒトが何を食べるかで増えたり減ったりします。善玉菌を増やすには、水溶性食物繊維やオリゴ糖の多い食品（野菜、果物、大豆食品など）を食べること（Q11 お腹の調子を整えるにも野菜が大切？ 参照）。一方の悪玉菌が好むのは動物性のタンパク質。肉中心、野菜不足の生活は腸内で悪玉菌を優勢にしてしまいます。

日和見菌

バクテロイデス、連鎖球菌、大腸菌（無毒株）など

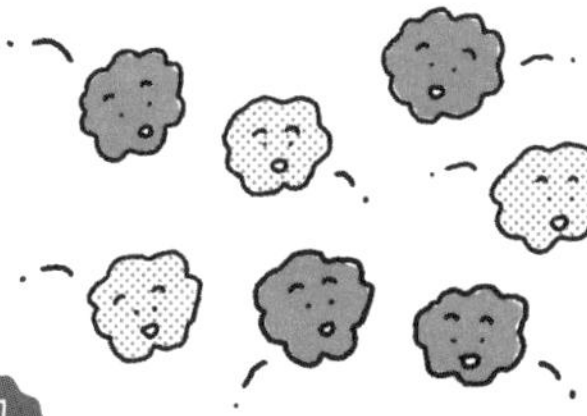

理想的バランス比 7

優勢になっている菌と同じはたらきをする

善玉菌

乳酸菌、ビフィズス菌など

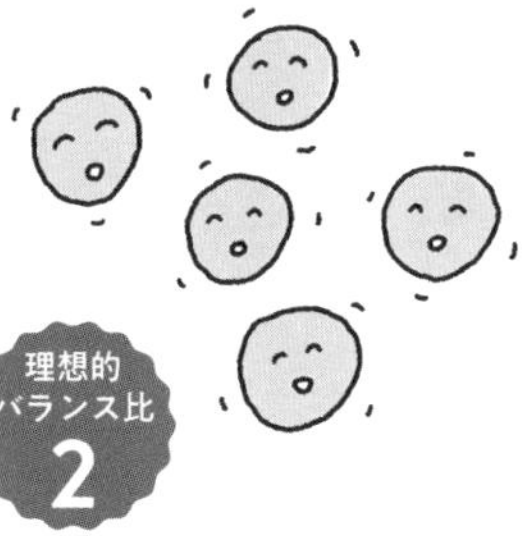

理想的バランス比 2

水溶性食物繊維を発酵させる

・短鎖脂肪酸を生み出す
・腸内を弱酸性（pH5-7）に保つ

《善玉菌が増えると？》

・ビタミンB群を生み出す
・腸内環境が整う
・感染症を予防する
・免疫力アップ
・アレルギーを予防する
・体脂肪の蓄積を抑制する

悪玉菌

大腸菌（有毒株）、ウエルシュ菌など

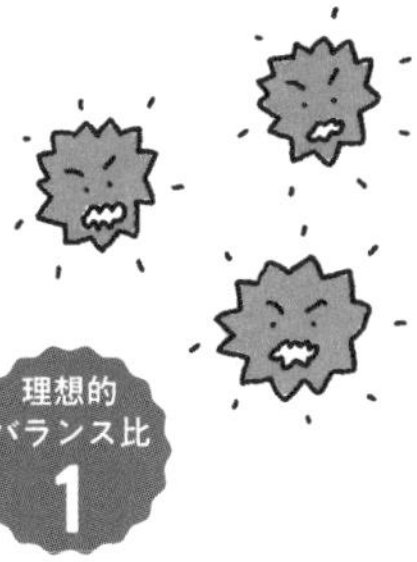

理想的バランス比 1

タンパク質を分解

・アンモニアや腐敗産物などの有毒物質を生み出す
・腸内をアルカリ性にする

《悪玉菌が増えると？》

・便秘、臭いおなら
・体臭や口臭がきつくなる
・肌荒れを起こしやすい
・老化を促進する
・アレルギー、高血圧、動脈硬化、発がんのリスクが高まる

Q39

健康キーワード

コレステロールは何が問題なの？

生存に必要な脂質。高LDLコレステロール血症となる仕組みは？

コレステロール――ヒトにとって必要なもの

コレステロールはすべての動物にとって生命を維持するために欠かせない脂質のひとつです。体を構成する約60兆個もの細胞の膜、ホルモン、胆汁酸、そして紫外線を浴びることで体内で合成されるビタミンDなどはコレステロールを原料にしています。肉類や魚介類、卵、牛乳などの動物性食品のすべてにコレステロールが含まれているのはこのためです。

ヒトは、体内でつねに一定量のコレステロールが必要なため、コレステロールを食事から摂取するとともに、自らの肝臓でも合成しています。コレステロールは体の機能や健康に幅広く関与しており、不足すると、血管がもろくなって脳出血を起こしたり、免疫力が弱まってがんが増殖しやすくなったり、ビタミンDが十分に合成されず骨粗鬆症を引き起こしたりします。近年、細胞の情報伝達にも関わるなど、さらに重要なはたらきをしていることもわかってきました。

食品中コレステロールと血中コレステロールの関係

動脈硬化や脂質異常症を懸念して、コレステロールの摂取を気にする人がいます。ですが、健康であればコレステロールの多い食品をとったからといってそのまま血中コレステロール値（血液中のコレステロールの量）が上がるわけではありません。体内を循環するコレステロールのうち、食事由来のものが約2割、肝臓などで新たに合成されるものが約3割、胆汁酸（＝コレステロールを原料につくられる）が再利用されるものが約5割で、食事から多くとった場合には、肝臓での合成量が抑えられたりするなどして、血中コレステロール値がほぼ一定に保たれる仕組みになっています。

脂質異常症のひとつである「高ＬＤＬコレステロール血症」は、この仕組みがうまくはたらかずに血中コレステロール値が高くなっている状態です。この場合は、過剰なコレステロールが血管壁に沈着して動脈硬化になることが懸念されるため、食事に含まれるコレステロール量の制限も必要になってきます。

善玉コレステロールも悪玉コレステロールも、成分は同じ

近年は、コレステロールに「善玉」（ＨＤＬコレステロール）と「悪玉」（ＬＤＬコレステロール）があることも広く知られるようになりました。

〝コレステロール＝体に悪い〟、と目の敵にされがちなのは、血液中のＬＤＬコレステロール値が高くなりすぎると、動脈硬化が起こり、脳卒中や心臓病を引き起こすことがあるからです。けれどもコレステロールは、本来ＨＤＬもＬＤＬも同じ成分なので、善玉も悪玉もないのです。ただし、体内でのはたらき方が異なるため、結果的にＬＤＬとＨＤＬは区別されています。

コレステロールは脂質なので、水溶液である血液にはそのままの形で溶け込めず、全身を巡ることはできません。このため、血液中を移動できるリポタンパク質と呼ばれる輸送用トラックのようなものにのって運ばれています。ＬＤＬはコレステロールをたくさん積んだトラック、ＨＤＬは何も積んでいないトラックを想像するとわかりやすいでしょう。ＬＤＬは全身を巡りながら、各組織に必要なコレステロールを配るはたらきをしています。一方のＨＤＬは空っぽのトラックのようなもので、血液にのって全身を巡りながら組織にたまっている余分なコレステロールを回収し、肝臓に持ち帰るはたらきをしています。

血液中のＬＤＬの量が多ければ動脈硬化の引き金になりますが、ＨＤＬの量が少なくても過剰のコレステロールが回収されなくなり、血管壁にコレステロールがたまって、これも動脈硬化の引き金になります。

ＬＤＬが少なくても多くてもＨＤＬが少なくても、ヒトは健康を保つことができない、というわけです。

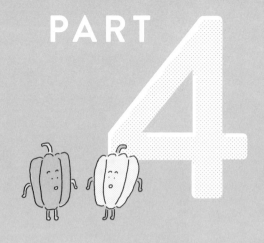

PART 4

知っていますか、野菜のこと

幸運なことに日本にはさまざまな野菜があります。野菜で旬を感じとれるありがたさはもちろん、地方野菜や外国野菜、ハウス栽培なども含め、1年中とぎれることなく野菜の栄養をとることができます。私たちの身近な野菜にまつわる「へぇ～」——知ってトクする栄養の知識——を紹介します。

Q40

野菜のへぇー

野菜の栄養はどこにある?

野菜の葉と茎と根、それぞれに栄養成分の特徴がある

私たちが野菜として食べているのは植物の「根」、「茎」、「葉」、「実」です。

各部位にはビタミンやミネラル、食物繊維、ポリフェノールなどさまざまな成分が含まれています。植物がこれらの成分をもつのは、自身の生存や生長にとって必要だから。それぞれの成分は、それが必要とされる部位に蓄えられています。

たとえば光合成に必要な成分は光合成を行う場所になくてはなりません。同じ野菜であっても、葉と茎と根では、どのような成分がどれくらい含まれるか、に違いがあるのです。

ビタミンCやβカロテンは緑色部分に多い

植物は光合成をすることで、生長に必要なデンプンをつくりだします。光合成を行う緑色の部分(葉、茎、ブロッコリーの花蕾など)には、太陽の光を捕捉するはたらきをする緑色色素のクロロフィル(葉緑素/青と赤の光を吸収)と、黄~橙色色素のカロテン類(青~緑の光を吸収)が多く含まれています。

また、βカロテンをはじめ、ビタミンC、ビタミンE、ポリフェノールには、光で生ずる活性酸素を除去する抗酸化作用があるため、光合成が盛んな葉に多く、葉の緑が濃いほどβカロテンやビタミンCが多く含まれていきます。淡い緑色の葉柄や茎にも含まれていますが、一般的には光合成をしない根の部分には少ない成分といえます。

ただし、ニンジンやトマトのように、光合成をしない「根」や「実」にβカロテンやビタミンCが含まれているのは、これらの組織でも呼吸などで活性酸素が生じて、組織の

細胞が傷害を受けないようにするためといわれています。

ミネラルは葉に多い

土中に存在するミネラルは、水に溶けた形で根から植物に吸収され、必要な場所に運ばれ、蓄積されます。

ミネラルは生長が盛んな部位に必要な成分で、たとえば鉄はクロロフィルをつくるために必要、亜鉛はタンパク質の合成に関わっていて新しい葉をつくるために必要、カルシウムは細胞膜や細胞壁の強化のために必要……といった具合です。ミネラルは全般に、成長の盛んな葉に多く含まれ、ついで根に多い傾向にあります。

ただし、ホウレン草のように葉の部分よりも根に鉄が多いものもあります。

食物繊維は、茎や根の表面に多い

茎や根では、外周の皮の部分に組織全体を支える役割があるので食物繊維が多く含まれます。この部分の表面がかたいのはそのためです。茎は地面に近い下の部分ほど、葉や上部の茎を支える負担が大きくなるため食物繊維の量が多くなり、下部になるほどかたくなります。

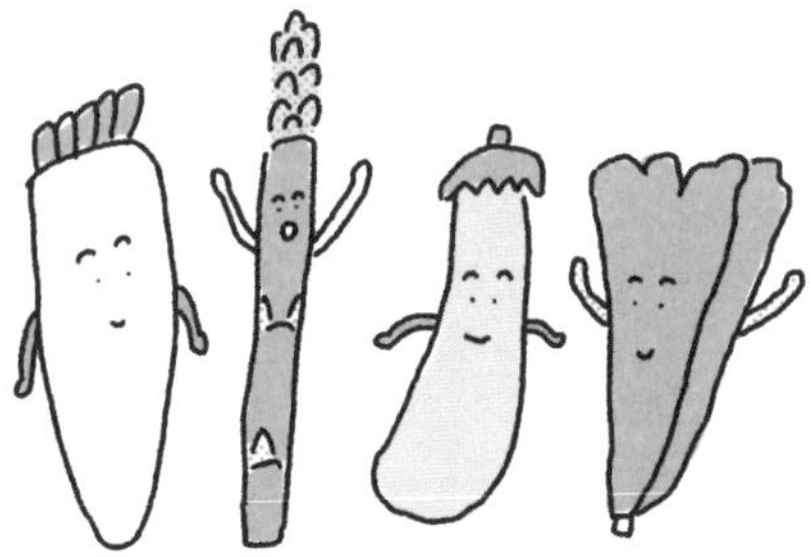

Q41
野菜のへぇー

野菜のそこ、捨てないで！ 栄養があります
キャベツの芯は捨てたらソン？

〝ホウレン草の付け根やキャベツの芯はいちばん栄養があるから、捨ててはダメ〟――こんなこと、聞いたことがありませんか？ 私たちは植物の組織のうち、不快な味がせず、やわらかくて食べやすい部分を選んで食べ、それ以外は捨てています。けれども捨てている部位に、食べている部位と同等以上の栄養成分が含まれていることがあります。

□カブの葉、大根の葉、ニンジンの葉

カブや大根はいわゆる淡色野菜（「緑黄色野菜」ではない「その他の野菜」）ですが、その葉となると、まさに緑黄色野菜。βカロテンをはじめビタミンやミネラルが多く含まれています。とくに、大根やカブの葉はカルシウムも豊富。葉付きで入手したら捨てずに活用したいものです。

□キャベツや白菜やレタスの外葉、セロリの葉

いずれも苦味の強い部位ですが、抗酸化作用を示すビタミン、ポリフェノール、ミネラルのうち、カルシウムとマグネシウムが通常食べている部位以上に豊富に含まれています。「苦味が強い」ということは、ポリフェノールが多く含まれている証拠。カルシウムが外葉に多いのは、葉が巻いている部分よりも水分の蒸発が盛んなためカルシウムが濃縮されるからです。

□ホウレン草の根元の赤い部分

鉄などのミネラルが豊富です。

□白菜の根元やキャベツの芯

ビタミンCが通常食べる葉の部分以上に多いことがわかっています。またキャベツの芯にはマグネシウムやカリウム、リンが葉よりも多く、糖分やうま味を示すグル

タミン酸も多いことが明らかにされています。

□大根やニンジンなど根菜類の皮、ブロッコリーの茎の表面

野菜の皮は内側のやわらかい組織を保護するために食物繊維が多く含まれています。抗酸化作用のあるビタミンやミネラル、香り成分などが内側より豊富に含まれる場合もあります。

［キャベツのビタミンC量（全体平均83mg／100g）］

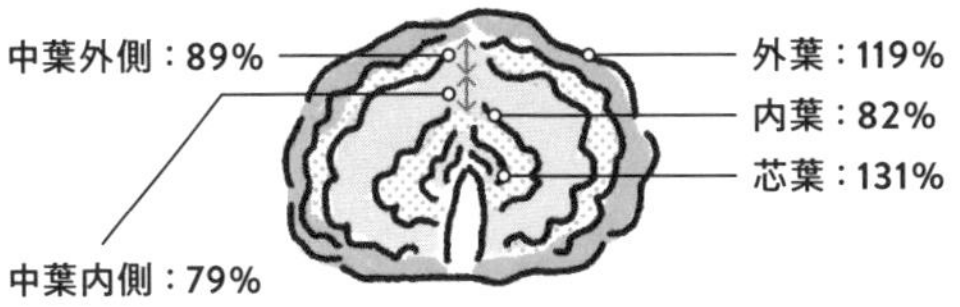

参考文献：北川雪恵.（1973）. 栄養と食糧, 26, 551-557.

ニンジンの皮にはカルシウムやカリウムが内側の2倍以上多く含まれ、皮だけでもミネラルの供給源として価値が高いといえます。

また、ブロッコリーの茎や茎から脇に出ている葉柄にはビタミンCが比較的多く含まれています。さらに、葉に含まれるポリフェノール量は花蕾の3倍にもなります。

［ブロッコリーの部位別ポリフェノール量（花蕾を100%とした場合）］

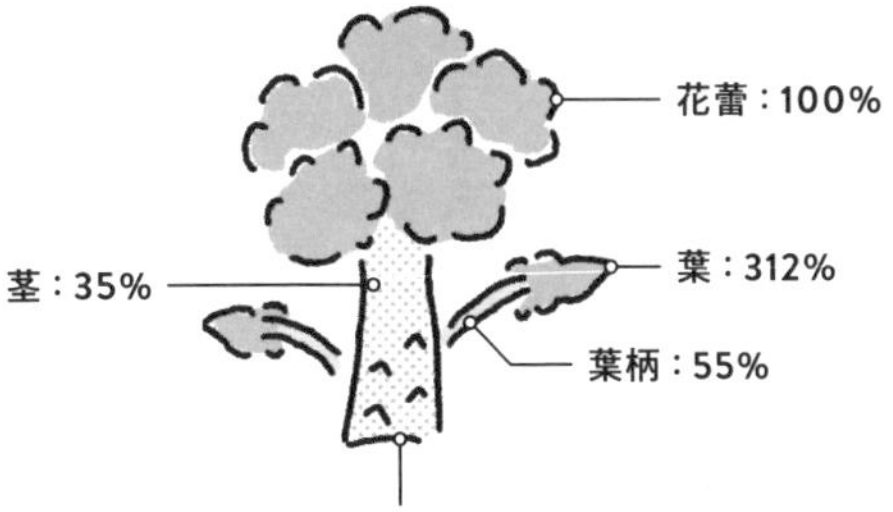

参考文献：上田京子ほか（2015）. 日本食品科学工学会誌, 62, 242-249.

Q42

野菜のへぇー

フラボノイドの健康効果たくさん！ 免疫細胞の活性化は緑黄色野菜以上!?

淡色野菜の強みとは？

一般に、緑黄色野菜は淡色野菜（「その他の野菜」）に比べて栄養豊富というイメージがあります。栄養素であるビタミンやミネラルが淡色野菜よりも多く含まれているから、というのが大きな理由でしょう。けれども、健康に役立つ成分は栄養素だけではありません。近年、従来栄養素と呼ばれてきた成分以外で、健康の維持や増進、さらには生活習慣病の予防・改善に有効な成分が次々と発見されていますが、そのなかには、淡色野菜に豊富に含まれる成分が数多くあります。「免疫細胞の活性化」という点では、淡色野菜のほうが緑黄色野菜よりも効果的であるとの報告もあるぐらいです。

淡色野菜の白さや柑橘類の皮の内側のワタの淡い黄色は、ごく淡い黄色〜黄色を示すフラボノイドと呼ばれる色素によるものです。

近年の疫学研究で、フラボノイドを含む野菜の摂取量が多い人は心臓病や脳卒中などの死亡率が低いことが報告され、さらに動物実験で、ある種のフラボノイドがアトピー性皮膚炎や喘息などの抗アレルギー作用を示すこと、血管拡張作用のある一酸化窒素（NO）にはたらきかけることで血圧の上昇を抑えることなどが報告されています。

フラボノイドにはさまざまな種類があり、体内で示す健康効果もいろいろですが、共通する点は抗酸化作用です。動脈硬化の予防や老化の進行の抑制に役立ちます。

淡色野菜はビタミンCや食物繊維などの供給源としても重要です。クセがなく調理しやすく、一度に多く食べることができるところも大きな強みといえるでしょう。

Q43
野菜のへぇー

カリウムたっぷり！ 生活習慣病の予防にワザあり！
根菜とは何を指す？ その強みは？

根菜とは、野菜のうち土の中にある食用部位の一般的な総称です。根菜は必ずしも植物としての「根」である必要はなく、地下茎なども根菜と呼ばれます。

ただし、根菜と呼ばれる野菜に明確な定義はありません。農林水産省の出荷統計には【根菜類】というカテゴリーがありますが、「国民健康・栄養調査」(厚生労働省)にはそのカテゴリー自体がなく、ジャガイモ、サツマイモ、サトイモなど、デンプンの多いいわゆるイモなどを【いも類】に、大根やニンジンなどを【野菜類】に分類しています。栄養面での特徴も、【いも類】とそれ以外とでは異なります。

根菜類全般にいえる特徴は「カリウムが多い」こと。カリウムは塩分の排泄をうながすことで血圧を下げ、高血圧や脳卒中の予防に役立ちます。筋肉の収縮や神経伝達に関わり、不足すると脱力感や神経障害、筋力低下を招くことも報告されています。さらにビタミンB_6(タンパク質の代謝に必須)や食物繊維も多く含む傾向にあります。

【いも類】に共通する特徴は、デンプンなどの糖質とエネルギー代謝に関わるビタミンB_1やナイアシンをあわせもつ傾向にあること。エネルギー補給にうってつけといえるでしょう。

【いも類】ではない根菜類は、その種類によって、栄養的特徴はまちまちです。

［“根菜”の種類とおもな食品］

根	ゴボウ、大根、カブ、ニンジン、サツマイモ
地下茎	サトイモ、ジャガイモ、レンコン、ショウガ
鱗茎（地下茎と肥大葉の複合体）	玉ネギ、ユリネ、ニンニク
根と茎両方の性格をもつ	ヤムイモ、ナガイモ、ヤマノイモ

Q44

野菜のへぇー

分類上は「きのこ類」。機能性成分の健康効果にさらなる期待
キノコは野菜？　非野菜？

キノコは市場では青果として扱われていますが、栄養学上は「野菜類」ではなく「きのこ類」に分類されています。

キノコは低カロリー、かつ、食物繊維が豊富であることが大きな特徴です。健康に役立つ栄養素も多く、カリウム、鉄などのミネラル、ビタミンB_1やB_2をはじめとするビタミンB群、そしてビタミンDを含みます。

不足しがちなビタミンDがとれる！

ビタミンDはカルシウムの吸収をうながす成分で、高齢者にとっては骨粗鬆症の予防に欠かせないビタミン（Q09 **骨粗鬆症予防にも野菜が大切？** 参照）。最近では免疫機能の活性化などに関わっていることが明らかになっています。

ビタミンDには食品からとるもの、日光にあたることで体内で合成されるものがありますが、日本人の1日の平均摂取量(＊)は、推奨されている目安量の43％です。ビタミンDを含む食品は限られており（青魚、シラス、ウナギ、魚卵、卵黄など）、植物性食品ではキノコしかありません。栽培品種が豊富で1年を通してキノコが食べられる日本において、頼りになるビタミンD供給源のひとつです。

シイタケは血中コレステロール値を下げる

一部のキノコは血中コレステロール値の低下作用を示すことが知られています。とりわけシイタケに顕著で、エリタデニンという物質がこの作用に関与していることがわかっています。

キノコ全般に含まれるβグルカン（食物繊維の一種）は、

免疫機能を増強することが明らかになっており、免疫細胞（マクロファージやNK細胞）の活性化に加え、抗がん作用、腸管粘膜保護作用などが期待されています。

キノコの機能性成分の健康効果については、免疫系に関わる報告がさらに増えており、今後の研究成果が期待される食品です。

＊令和元年国民健康・栄養調査。

[キノコに多いビタミンとミネラル]

成分	多く含むキノコの種類
カリウム	キノコ全般
鉄	マツタケ、エノキタケ、キクラゲ、ナメコ、ヒラタケ
ビタミンD	キクラゲ、エリンギ、エノキタケ、ハタケシメジ
ビタミンB_1	ヒラタケ、エノキタケ、シイタケ、エリンギ、ハタケシメジ
ビタミンB_2	ハタケシメジ、ヒラタケ、マッシュルーム、エリンギ、シイタケ

[キノコにはこんな機能性成分が含まれている]

成分	期待されるおもな効果	多く含むキノコの種類
食物繊維	便秘の予防・改善、血中コレステロール値を下げる、免疫力アップ	キノコ全般
エリタデニン	血中コレステロール値を下げる	シイタケ
レンチナン	免疫力アップ、がん予防	シイタケ
βグルカン	免疫力アップ、がん予防	キノコ全般
エルゴチオネイン	抗酸化	キノコ全般

Q45
野菜のへぇー

海藻は野菜？　非野菜？

分類上は「藻類」。豊富なミネラル＆水溶性食物繊維の健康効果に注目

外国ではシーベジタブル（海の野菜）などとも呼ぶようですが、栄養学上の分類では海藻は「野菜類」ではなく「藻類」です。エネルギー量（カロリー）が低く、食物繊維が豊富なのでダイエットに最適といわれる食品です。

ミネラルの宝庫

海藻は栄養面ではミネラルの宝庫といわれ、カルシウム、カリウム、鉄、ヨウ素（ヨード）などが豊富ですが、一度に食べる量が野菜に比べて少ないので、ミネラル供給源としての価値は種類によって異なります。ビタミンではβカロテンやビタミンK、葉酸が多く、とくにβカロテンの量は緑黄色野菜なみに豊富。たとえば焼き海苔1枚がピーマン4・5個分に相当する量です。

その一方、海藻の食べ過ぎは、ヨウ素の過剰摂取につながるリスクがあります。ヨウ素は新陳代謝をうながす甲状腺ホルモンの主原料ですが、過剰にとると甲状腺ホルモンがつくられなくなり、無気力や疲労感、記憶力低下などの症状が現れます。海藻の中でも昆布のヨウ素量が群を抜いて多いので、昆布を毎日食べること（だしにして飲むことは問題ありません）には注意が必要です。

食物繊維の機能が健康に役立つ

海藻は食物繊維が豊富です。不溶性、水溶性どちらの食物繊維も豊富ですが、とくに水溶性食物繊維を多く含むことが特徴といえるでしょう。現代の日本人にとって水溶性食物繊維は不足しがちであるのが現状です。

ワカメや昆布、モズクなどの褐藻類に特有の水溶性食物繊維として、ヌルヌルの元になるアルギン酸やフコイダンがあります。

アルギン酸は、コレステロールや糖、塩分（ナトリウム）の吸収を抑えるはたらきやお腹の調子を整えるはたらきで血中コレステロール値の低下、食後の血糖値上昇の抑制、血圧の上昇抑制、腸内環境の改善が期待できます。

またフコイダンには、がん予防や抗アレルギー、免疫増強などが報告されています。また、海藻中のタンパク質が分解される過程でつくられるペプチドには、血圧の上昇を抑える作用があり、特定保健用食品（トクホ）の関与成分として利用されています。

海藻類の健康効果についてはまだまだ不明な点が多く残されているものの、これまでの研究成果を踏まえると生活習慣病の予防・改善に大いに役立ちそうです。

[海藻に多いミネラル]

栄養素	多く含む海藻の種類
カルシウム	ひじき、ワカメ
マグネシウム	アオサ、テングサ、ワカメ、オゴノリ
鉄	川海苔、ひじき、オゴノリ
ヨウ素（ヨード）	昆布、ひじき

[海藻に多いビタミン]

栄養素	多く含む海藻の種類
βカロテン	海苔、ワカメ
ビタミンK	海苔、ワカメ、オゴノリ、メカブ、海ブドウ
葉酸	海苔、川海苔、ワカメ、メカブ

[海藻にはこんな機能性成分が含まれている]

成分	期待されるおもな効果	多く含む海藻
アルギン酸（水溶性食物繊維）	血中コレステロール値を下げる、血糖値の上昇を抑える、血圧の上昇を抑える、善玉菌の増殖（腸内環境の改善）、便秘の予防・改善、胃の炎症を緩和する	ワカメ、昆布、モズク、ひじきなどの褐藻類
フコイダン（水溶性食物繊維）	がん予防、抗血栓、免疫力アップ、抗アレルギー、抗炎症	
Dシステノール	抗血栓	アオサ
ペプチド	血圧の上昇を抑える	ワカメ、海苔

Q46

野菜のへぇー

野菜の色素は抗酸化作用を示す
野菜は色が濃いほど栄養がある？

「カラフル」は、野菜や果物の大きな特徴です。その色は、色素成分がもたらすものです。

野菜の色素成分は、健康に役立つ

クロロフィル（葉緑素）もリコピン（トマトの赤の色素）も、アントシアニン（ブルーベリーの青の色素）、最近よく耳にするケルセチン（玉ネギの皮に豊富）も、みな色素成分です。いずれもファイトケミカルで、ヒトの生命の維持や成長に必要な栄養素ではないものの、抗酸化作用が強く、健康の維持・増進のために役立つことがわかっています。

□黄～橙黄～赤――カロテノイド系色素

動植物に広く存在する黄～赤の色素のグループで、分子構造の違いからカロテン類とキサントフィル類に分かれます。カロテン類のうちβカロテン、αカロテンは体内で必要に応じてビタミンAに変換されてビタミンA効力を発揮します（**Q30 そもそもビタミンって何？ 参照**）。また、キサントフィル類のうち植物性食品に含まれるものは表にあげていますが、ほかに動物性食品ではエビやカニの甲羅、イクラ、サケの色素で有名なアスタキサンチンなどがあります。

□緑――クロロフィル（ポルフィリン系）

ホウレン草、ブロッコリーなどの緑の色素。

□紫～濃青――アントシアニン

ナスや紫キャベツ、ブルーベリーなどの紫色、濃青色の色素です。近年さまざまな角度から研究され、その抗酸化作用への期待が高まっています。また、光の明暗を調節する物質の再合成をうながすことで摂取3～4時間後には暗い場所での視力の回復に役立つ、血流の改善をうながす作用がある、といった報告もあります。

□白～淡黄――フラボノイド系色素

白菜やカリフラワー、玉ネギのように白色から淡黄色の野菜に多く含まれますが、ブロッコリーや春菊のような緑色野菜にも多く含まれています。

［代表的な色素とその抗酸化作用がもたらす健康効果］

色	色素の種類			代表的な野菜は?	こんな健康効果が期待される
黄～橙黄	カロテノイド系	カロテン類	αカロテン	ニンジン、カボチャ、インゲン豆	抗アレルギー、視機能の改善、皮膚の健康、がん予防
			βカロテン	ニンジン、ホウレン草、ピーマン	
赤			リコピン	トマト、金時ニンジン	血圧の上昇を抑える、がん予防
橙		キサントフィル類	ゼアキサンチン	トウモロコシ、ホウレン草	白内障や加齢性黄斑変性症のリスクの低減、ブルーライトから網膜を守る
			ルテイン	ブロッコリー、ホウレン草、小松菜	
			カプサンチン	赤ピーマン、唐辛子	HDLコレステロールを増やす
			βクリプトキサンチン	トウモロコシ、赤ピーマン、カボチャ	骨粗鬆症予防、血糖値を下げる
緑	ポルフィリン系		クロロフィル	ホウレン草、ブロッコリー	脱臭消臭、抗アレルギー
赤～紫～青	アントシアニン		デルフィニジン	ナスの皮、紫イモ、紫キャベツ	視機能の改善、血流をよくする、血中の中性脂肪を減らす、心臓病のリスクの低減
			シアニジン	シソ、黒豆の皮	
白～淡黄	フラボノイド系	フラボノール類	ケルセチン	玉ネギ（黄褐色の皮）、ピーマン、ブロッコリー	抗炎症、抗アレルギー、抗高血圧、内臓脂肪を減らす、血流をよくする
			ケンフェロール	カリフラワー、白菜、ニラ	骨粗鬆症予防、抗アレルギー
			ルチン	トマト、アスパラガス	血流をよくする
		フラバノール類	カテキン	茶、ソラ豆	免疫力アップ、がん予防、内臓脂肪を減らす、血糖値を下げる、虫歯や口臭の予防
		フラボン類	アピゲニン	シソ、パセリ、セロリ（とくに葉）	抗アレルギー、抗炎症、網膜炎症を抑える、ストレス緩和
			ルテオリン	シソ、ピーマン、セロリ、パセリ	抗アレルギー、抗炎症、肥満の改善、血糖値を下げる

フラボノイド系色素はポリフェノールの一種で、やはりその抗酸化作用による健康効果が期待されています。実際に数多くの疫学調査から心臓病や脳卒中などの予防に役立つ可能性が示されており、動物実験では、抗アレルギー作用、抗炎症作用、脂質代謝改善作用、記憶学習能の向上作用などの報告が相次いでいます。

同じ野菜に複数の色素が含まれる場合もあります。たとえばブロッコリーの緑色はクロロフィルのほか、黄橙の色素であるβカロテン、黄色のルテイン、白~淡黄色のケンフェロール（フラボノイド系）によります。

色素が濃い＝抗酸化物質が多いということ

野菜の色が濃いということは、その色を示す色素成分を多く含んでいる証拠です。その分だけ栄養効果が高いといえます。

たとえば緑色の野菜。紫外線をたくさん浴びると、葉などの表面で発生する活性酸素の害から自分の身を守るために、ビタミンC、βカロテン、ポリフェノールなどの抗酸化物質をたくさんつくり出します。結果として色も濃くなるわけです。

同じ畑の野菜でも、日当たりのよい場所で育ったものは日当たりの悪い場所で育ったものより緑色が濃く、ビタミンの量がぐんと多くなります。また同じ野菜でも、たとえば紫外線を多く浴びるキャベツの外葉は、内側の葉よりも緑が濃く、ビタミン量も多くなります。

これまでに、野菜は緑色が濃いほどクロロフィルが多く、ビタミンCやβカロテンなどの量も多いことが確かめられています。つまり同じ野菜でも緑色が濃いものを選べば、ビタミンC、βカロテン、ポリフェノールなどの抗酸化物質が多く、栄養価が高い、ということになります。

紫外線を浴びていない淡色野菜の場合も、白菜の内葉や玉ネギの皮のように、黄色味が強い部分ほどフラボノイド系色素が多く含まれる、つまり抗酸化物質が多く含まれることがわかっています。

Q47

野菜のへぇー

色の違いは何による？　種類が違えば栄養も異なる

普通のニンジンと金時ニンジン、栄養に違いは？

同じ緑色野菜なら緑の濃いもののほうが栄養価は高い――と前項Q46（**野菜は色が濃いほど栄養がある？**）で述べましたが、それでは、だいだい色の普通のニンジンと赤みの強い金時ニンジンを比べた場合はどうでしょう。赤みが濃いからβカロテンが多いかというとそうではなく、じつは金時ニンジンの赤色はおもにリコピンの色。βカロテン量に関していえば、普通のニンジンのほうが金時ニンジンより1・7倍強も多いのです。ちなみに葉酸、食物繊維、鉄、亜鉛は金時ニンジンのほうが多く含まれます。

色の濃さが何に由来するかを知ることが大切です。色の違いが色素の種類そのものによる場合は、栄養面での特徴も異なる場合があります。

ほかの〝色違い〟の野菜の場合はどうでしょうか。

□緑ピーマンと赤ピーマン（成熟度の違い）

ピーマンの色の違いは、成熟度の違いによるもの。未熟のピーマンの実は緑色で、熟すにつれて緑から黄色へ、またはオレンジ色へ、あるいは赤へと変わります。赤ピーマンの赤色はおもにカロテノイド系色素のカプサンチンで、強い抗酸化作用を示します。

成熟度が違ってもミネラル量はそれほど違いませんが、ビタミンの量は大きく異なり、緑ピーマンよりも黄、オレンジ、赤のピーマンのほうがβカロテンやビタミンE、ビタミンCなどが多く含まれます。

□西洋カボチャと日本カボチャ（品種の違い）

カボチャは品種によって色が違い、栄養価も大きく異なります。西洋カボチャ（皮は濃緑色、実は濃いオレンジ色）は日本カボチャ（皮は黒っぽく、実は薄いオレンジ色）

に比べてβカロテンは約5・5倍、ビタミンEとビタミンCは約2・7倍多く含まれています。

ちなみに、日本カボチャは西洋カボチャに比べて水分が10％ほど多く、そのぶん、糖やデンプンなどの炭水化物が少ないため、エネルギー量（カロリー）は西洋カボチャの「半分よりやや多い」程度です。

□トマトとミニトマト（品種の違い）

トマトも、品種の違いで大きさや栄養価が大きく異なります。ミニトマトのほうが大玉のトマトよりもカリウムなどのミネラルやβカロテン、ビタミンB群、ビタミンC、食物繊維が多く、栄養価が高いといえます。

□淡緑色キャベツと紫キャベツ（品種の違い）

キャベツの色の差は品種の違いによるもので、栄養価を比べると次のようになります。

・**紫キャベツのほうが多い栄養素**――カリウム、鉄、ビタミンB1、ビタミンB6、ビタミンC

・**淡緑色キャベツのほうが多い栄養素**――カルシウム、βカロテン、ビタミンK、葉酸

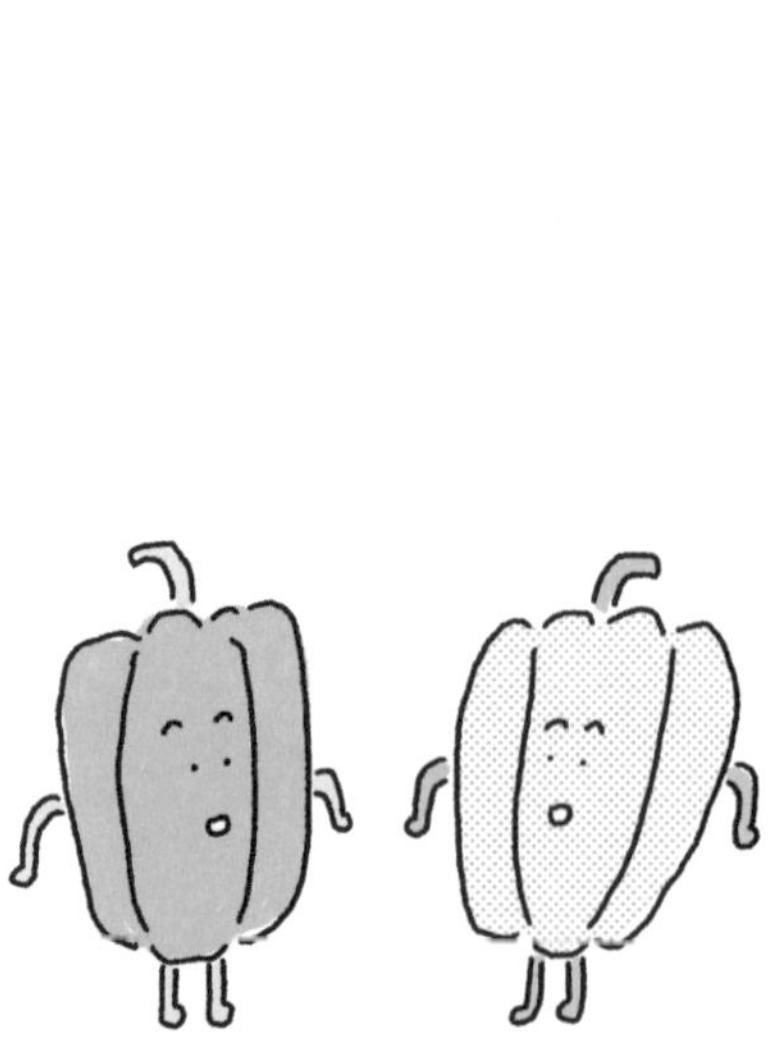

Q48

野菜のへえー

冬のホウレン草のビタミンC量は夏の10倍！
旬の野菜は栄養豊富なの？

旬とは、その野菜の収穫量がもっとも多くなる時期を指します。昔から「旬の野菜はおいしく、栄養価が高い」といいますが、実際に旬のものと旬以外のものでは、栄養素の量が大きく異なり、野菜の栄養価の高い時期は旬を挟んで3カ月前後、といわれます。

ホウレン草の旬は冬。冬のホウレン草のβカロテン量は夏のホウレン草の約2倍、ビタミンC量は約10倍、糖度は約2倍多い、といったことが報告されています。一方、ホウレン草のえぐ味の元となるシュウ酸の量は、冬期でも夏期でもほとんど差がありません。

大根、ニラ、春菊、ブロッコリー、キャベツ、アスパラガス、トマト、キュウリは、ホウレン草と同じように旬のほうがビタミン類は全般に高い傾向にありますが、ニンジンのように旬（秋～冬）ではない夏のほうがβカロテンが多くなるものもあります。

［ホウレン草の成分量の通年変化］

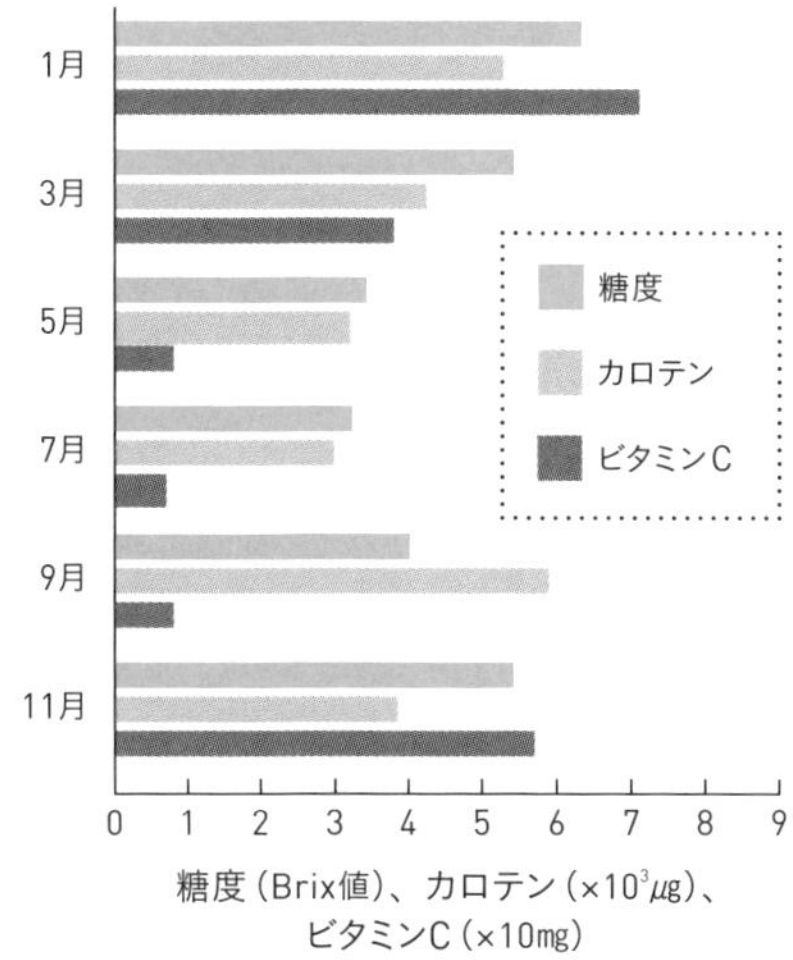

参考文献：辻村卓ほか（2005）.ビタミン,79, 453-457.

Q49

野菜のへぇー

冬のカボチャはなぜ甘い？

低温で追熟することで、ビタミンが増える野菜もある

野菜は収穫後も呼吸をしています。呼吸をしていれば、糖やアミノ酸、ビタミン類が消費されるので、多くの野菜は収穫後から時間がたつほど、栄養素の量は減っていきます。

野菜の多くは収穫後、時間を追ってビタミンが減る

収穫後の野菜の栄養損失をなるべく少なくするためには、温度を下げて呼吸を抑えることです。

野菜は基本的に低温で流通していますが、それでも条件によっては（流通に長い日数がかかる、店頭で長く置かれる、冷蔵管理がゆき届かないなど）、ビタミン類の損失が無視できない量になることもあるでしょう。購入した野菜を冷蔵庫に長く置いても同じことがいえます（Q20 **生鮮野菜を冷蔵庫に1週間、栄養価はどうなる？** 参照）。

野菜はできるだけ早く使う、が鉄則です。ちなみに、ミネラルの量は基本的に流通過程で失われることはありません。

収穫から時間がたつほど栄養価が高まる野菜もある

じつはその一方、収穫後、時間が経つほど栄養価が高まる野菜もあります。

カボチャは冬に多く出回るため、秋から冬が収穫時期だと思われるかもしれませんが、収穫の最盛期はおおよそ7月〜8月です。秋から冬にかけて出回るカボチャは夏に収穫後、貯蔵して追熟されたものです。収穫直後のカボチャは水分が多く甘味が弱く、ねっとりしていますが、貯蔵している間に酵素の作用でデンプンが糖に変わるので、秋から冬にかけて出回る頃には、甘味が強くな

り、ホクホク感が増します。また貯蔵中に果肉の色は黄色から赤みを増していきます。これはβカロテンやαカロテン、ルテインなどのカロテノイド系色素が増えるためです。

βカロテン量は収穫後、2カ月ぐらいで収穫直後の2～3倍増えます。その後は減っていきますが、それでも3か月貯蔵したカボチャのβカロテン量は収穫直後の1・5倍と多いのです。βカロテンが多いほど糖量が多いことが確かめられています。

栄養たっぷりのカボチャを見極めるこつ

カットされたカボチャを買う場合には、果肉の赤みが強いほど甘いカボチャ、と判断できます。丸のまま買う場合には皮を見て、緑色でない部分（日光があたらずクロロフィルがつくられなかった＝果肉の色が現れている）があれば、そのオレンジ色が濃いほど甘いカボチャです。

ジャガイモは貯蔵すると甘くなるが、栄養価は下がる

ジャガイモ（分類上は「野菜」ではなく「いも類」）もカボチャと同じように、収穫後は糖の量が極めて低いので甘くありませんが、収穫後に2～4℃の低温で貯蔵すると酵素の作用でデンプンが糖に変わり、甘くなります。ただし、ビタミンC量は貯蔵開始2日後にいったん増えた後は減っていき、3カ月後には1／3以下になります。これは、貯蔵開始直後に低温がストレスになって活性酸素が発生し、それを消去するためにビタミンC合成酵素の活性が一時的に高まるものの、その後はビタミンCがどんどん消費されてしまうためです。

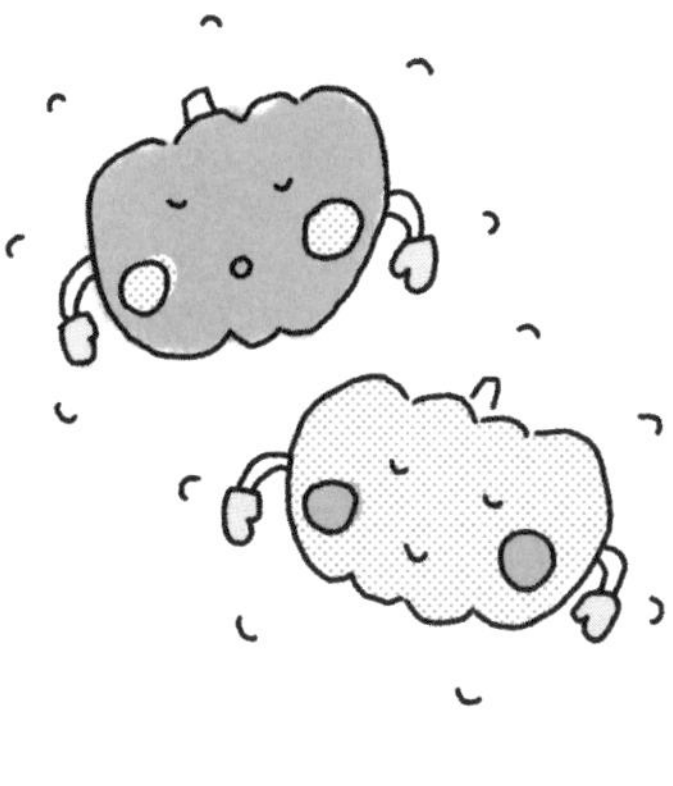

Q50

野菜のへえー

日本産と外国産では、同じ野菜でも栄養価は違う？

野菜のミネラル量は土壌の影響を受ける

同じ野菜でも土が変われば栄養が変わる、ことは誰もが想像がつくでしょう。それはもちろんですが、野菜の栄養価を決めるのは土壌だけではありません。

ビタミンの量は、生育中の日照時間や土壌温度、生産地、肥料などの影響を受けます。たとえばホウレン草の場合、生産地や品種の違いによってビタミンC量が4割前後も異なることが報告されています。

一方、ミネラルの量に関しては、肥料を含む土壌成分の影響が強く現れます。

ミネラルの量は土壌に左右される

土壌による影響を示す例のひとつが、外国産野菜と国産野菜の成分量の違いです。もっとも特徴的な違いは、同じ野菜でも日本産は外国産よりもカルシウム量が少ないことです。

火山国である日本はおもに火山灰土壌で、ヨーロッパや中国、北米大陸のような石灰岩（主成分は炭酸カルシウム）土壌に比べて、もともと土壌中のカルシウム量が少ないためです。

左のグラフは、ホウレン草の成分量をアメリカと日本それぞれの食品成分表で比べたもので、日本産ホウレン草の各栄養素量を100とした場合のアメリカ産の割合を示しています。カルシウム量はアメリカ産が日本産の約2倍、鉄は約1・4倍、マグネシウムは1・1倍で、逆に亜鉛は約0・8倍です。これらは土壌のミネラル量を反映していると考えられます。ビタミンに関しては日本産のほうが高いものもあれば、低いものもあります。

［日本産とアメリカ産のホウレン草の栄養比較（日本産を100とした場合）］

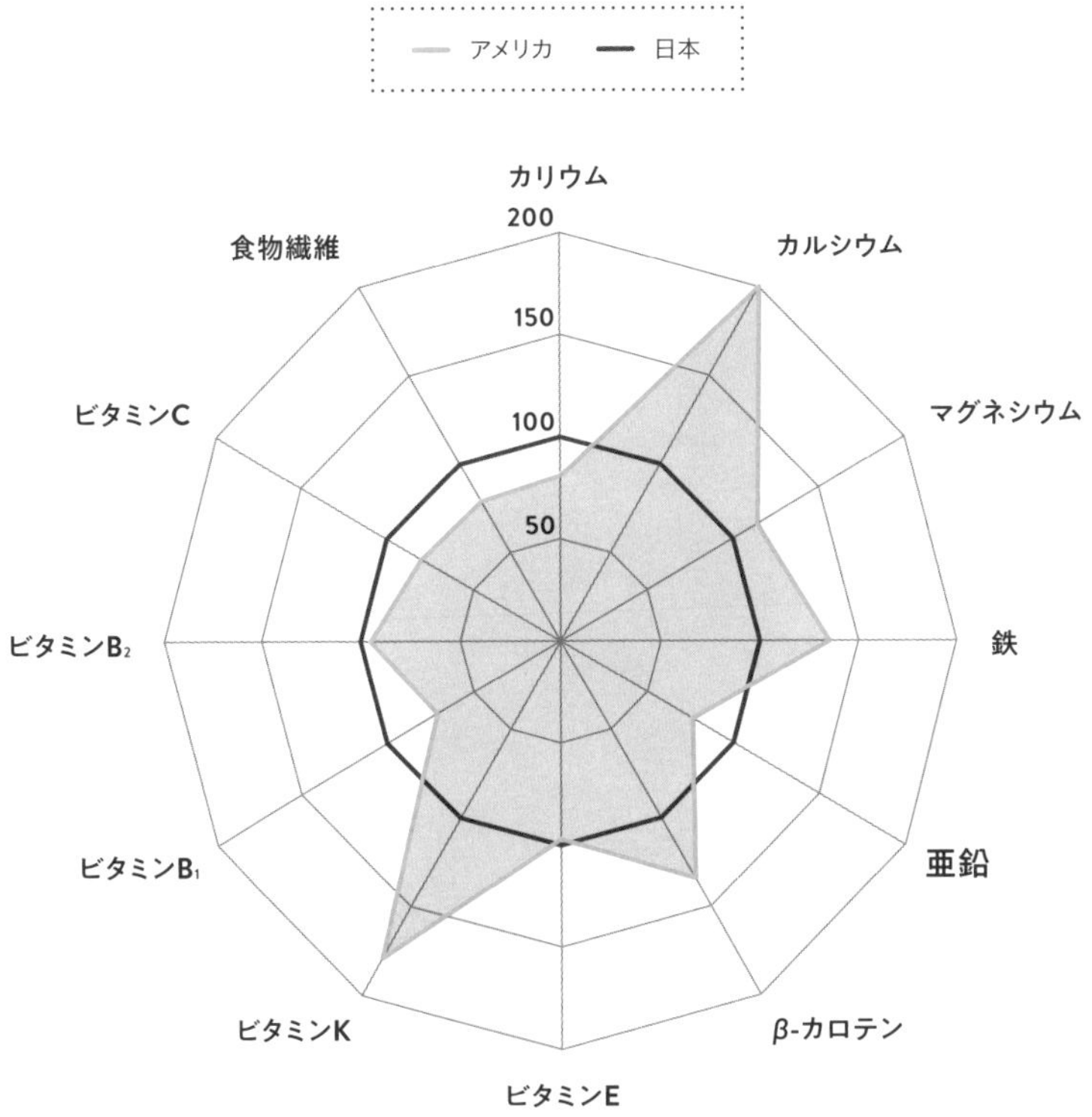

参考文献：日本食品標準成分表2020年版（八訂）“FoodData Central” USDA（米国農務省）

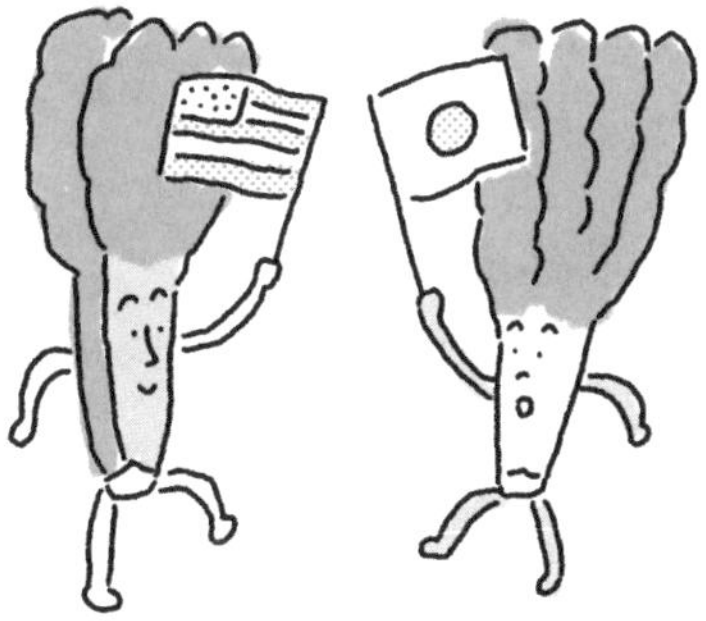

Q51
野菜のへぇー

オーガニック野菜は普通の野菜より栄養豊富？

栄養価の優劣について結論は出ていない

オーガニック野菜とは、有機農業（規定外の化学肥料や農薬を用いない）で栽培された野菜です。

有機農業の定義については国際的なガイドラインがあり、日本ではそれに準拠した「有機農産物の日本農林規格（有機JAS規格）」が定められています。種蒔き・植え付け前の2年以上（多年草は3年以上）は化学合成された肥料や農薬を使っていない農地であること、遺伝子組み換え技術を使用しないことなどの規定があり、検査を受けて基準をクリアしたと認められた農地の野菜のみが、正規に「有機野菜」「オーガニック野菜」と表示（有機JASマーク付き）することができます。

ちなみに、かつて見られた「無農薬野菜」「減農薬野菜」という表示は、残留農薬の有無が不明で、「減農薬」の根拠があいまいであるなど、消費者の誤認を招くとして平成16年に禁止され、かわりに「特別栽培農産物」というカテゴリーに一本化されています。これは農薬と化学肥料それぞれが50％以下である野菜が対象で、商品それぞれに具体的な情報を付記することができます（農林水産省「特別栽培農産物に係わる表示ガイドライン」）。

オーガニック野菜の栄養面からの研究はこれから

オーガニック野菜については、これまで病害や生育、収量などの観点から数多くの研究が行われていますが、栄養価や味などの品質面から検討した研究は少ないのが実情で、報告されている結果もさまざまです。

たとえば、有機肥料と化学肥料で栽培した野菜の成分量を比較した研究では、ホウレン草では肥料による違いはない、トマトでは有機肥料のほうが化学肥料よりも糖分が多い、ブロッコリーの場合はある品種では違いがなく、別の品種では有機肥料のほうがβカロテン量が多かった……といった具合です。

このように、現時点ではオーガニック野菜とそうでない野菜との間の優劣については明確な結論が得られていません。それは、オーガニック野菜の標準品というものが存在せず、それぞれの研究で指標とする野菜が異なるためです。

ひとくちにオーガニックといっても、肥料はさまざまであり、また、水分を与えずにストレス環境下で生育させたものなど、栽培条件はいろいろです。

野菜に含まれる成分は生育環境や栽培条件、さらに生産技術に大きく左右されるため、オーガニックとそうでない野菜との成分量を単純に比較することはできず、さらなる研究が待たれています。

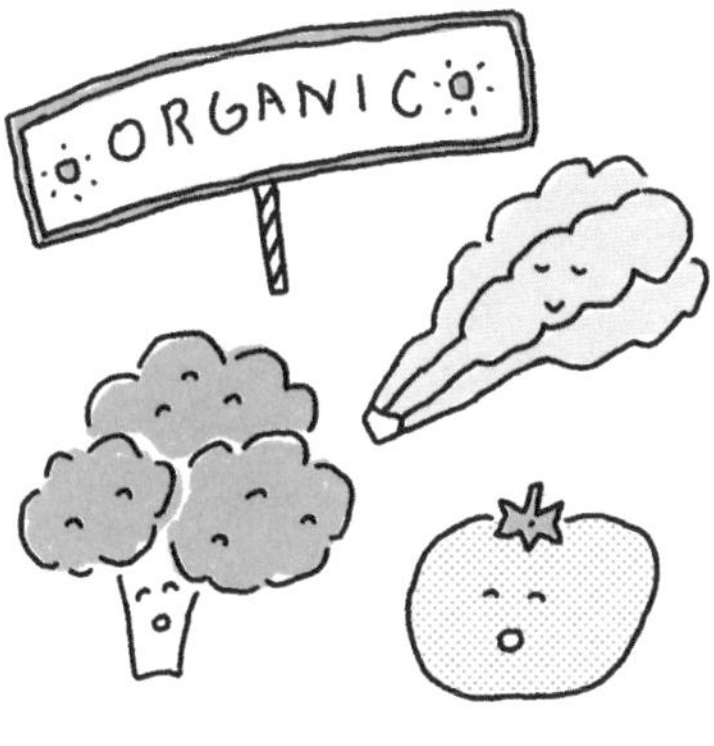

Q52

野菜のへえー

アクは抜けばよいとは限らない!
野菜の「アク」とは何のこと?

ゴボウやレンコンを切ると、時間がたつうちに切り口が黒ずんできます。これがアクです。また、ある種の野菜や豆などをゆでると湯の表面に白い小さな泡のようなものが浮いてきます。これもアクです。

アクとは学問的に定義された言葉ではなく、「黒ずんでいる」「マズイ、苦い、渋い味がする」といったように、見た目や食べた時に不快に感じる成分を指す言葉です。

野菜ではホウレン草、タケノコなどのえぐ味成分、ゴボウなどの変色に関わる成分、大豆や小豆などの豆類の渋味成分などがアクと呼ばれます。その成分の種類はさまざまで、鉄やカルシウムの吸収を阻害するシュウ酸のように健康に好ましくない成分もあれば、次にあげるように、健康に役立つ成分もあります。

苦味、渋味を示す成分――クロロゲン酸

ゴボウ、レンコン、ウドなどの苦味や渋味はポリフェノールの一種、クロロゲン酸という成分によるもの。コーヒーの苦味や渋味もこのクロロゲン酸によるものです。

クロロゲン酸は抗酸化物質で、老化の進行抑制や動脈硬化予防などの効果が期待されています。また、クロロゲン酸を動物に与えた実験では、肝臓がん、口腔がん、大腸がんの発生が抑えられたことが報告されています。

ゴボウやレンコンの料理における「切って水にさらし、アクを抜く」という下処理は、つまり、クロロゲン酸を抜くことを意味しています。ですが、せっかくの栄養成分を抜いてよいのか?ということで、最近は「ゴボウのアクは抜かないほうがよい」という意見も多く聞かれる

ようになりました。長く水にさらせばさらすほど、クロロゲン酸が抜け、それ以外のポリフェノール、水溶性のカリウム、またレンコンであれば（びっくりするほど豊富に含まれている）ビタミンCも流出してしまいます。

アクを感じさせる成分――ミネラル

高血圧の予防・改善効果で知られるミネラル、カリウムも不快な味を感じさせることがあります。生の野菜にはカリウムが0・9～1・0％程度含まれているのですが、その濃度が0・5％を超えると、アクとして感じられることがわかっています。

ほかにも、カルシウムやマグネシウムなども苦味を感じさせます。野菜に含まれるミネラルの総量が1・5％以上になると、アクが強く感じられることが報告されています。

豆類やゴボウの渋味やえぐ味の元、サポニン

豆類やゴボウの渋味やえぐ味の元となるアク成分は、サポニンです。マメ科の植物に多く含まれ（食品では大豆製品での摂取が多い）、アルファルファやゴボウの皮、ウドにも含まれます。

サポニンは、免疫細胞の活性化に役立つことや肝機能の向上、血中や肝臓のコレステロール低下作用を示すことなどが報告されています。

……このように、食品に含まれる「アク」には健康に役立つ成分もあります。また、コーヒーにとって苦味が欠かせないように、苦味や渋味やえぐ味の成分はその食品の個性を決める味でもあります。取り除くことがつねによいとは限らず、なによりその度合いが肝心。野菜それぞれの個性や状態、料理の目的、健康を考えてバランスをとることが大切です。

Q53

野菜のへぇー

発芽野菜は、栄養も抗酸化力も超優良！ スプラウトは栄養の優等生ってホント？

スプラウトとは特定の野菜のことではなく、穀類や豆類、野菜の種子を発芽させた新芽のこと。発芽した芽と茎を食べる【発芽野菜】を意味します。

種子には生長のエネルギーに使うための物質と、その植物の体自体をつくる物質が蓄積されています。そしていざ種子が発芽して生長をはじめると、これらの物質が分解され、さまざまな栄養素（種子には含まれていなかったビタミンCなど）を自ら合成するようになります。つまり、種子自体も栄養豊富ですが、スプラウトはさらに多くの栄養素を備えているというわけです。

かいわれ系は、βカロテンとビタミンKが豊富

スプラウトは生育の仕方により、もやし系とかいわれ系に分かれます。もやし系スプラウトは暗所で育てて緑化させず、かいわれ系スプラウトは茎が伸びるまでは暗所で育て、そのあとに光に当てて緑化させます。

左上の**表**は、各種スプラウト100gあたりのビタミンとミネラル、食物繊維の量です。かいわれ系のスプラウトはβカロテンとビタミンKの量が多い、という特徴がわかります。

逆にもやし系スプラウトはβカロテンとビタミンKがほとんどありません。光合成をしないからです。

かいわれ系の抗酸化力に注目！

スプラウトはいずれの種類も抗酸化作用のあるビタミンやさまざまな種類のポリフェノールを含みます。

左下の**グラフ**は各種スプラウトの抗酸化力の比較で、とくにかいわれ系は抗酸化力が強いことがわかります。

[スプラウトの成分量]

(100gあたり)

	(参考)成長したブロッコリー	かいわれ系			もやし系		
		ブロッコリースプラウト	かいわれ大根	豆苗	アルファルファ	大豆もやし	緑豆もやし
カリウム(mg)	460	100	99	130	43	160	69
カルシウム(mg)	50	57	54	7	14	23	10
マグネシウム(mg)	29	32	33	13	13	23	8
鉄 (mg)	1.3	0.7	0.5	0.8	0.5	0.5	0.2
亜鉛 (mg)	0.8	0.4	0.3	0.5	0.4	0.4	0.3
βカロテン(μg)	900	1400	1900	3100	56	微量	6
ビタミンE (mg)	3.0	1.9	2.1	1.6	1.9	0.5	0.1
ビタミンK(μg)	210	150	200	210	47	57	3
ビタミンB_1(mg)	0.17	0.08	0.08	0.17	0.07	0.09	0.04
ビタミンB_2(mg)	0.23	0.11	0.13	0.21	0.09	0.07	0.05
ナイアシン(mg)	2.0	1.6	2.0	1.3	0.5	1.2	0.6
ビタミンB_6(mg)	0.30	0.20	0.23	0.15	0.10	0.08	0.05
葉酸(μg)	220	74	96	120	56	85	41
ビタミンC(mg)	140	64	47	43	5	5	8
食物繊維(mg)	5.1	1.8	1.9	2.2	1.4	2.3	1.3

参考文献：日本食品標準成分表2020年版（八訂）

■ 成長したブロッコリーより多い　□ 成長したブロッコリー以下

[スプラウトの抗酸化力の比較]

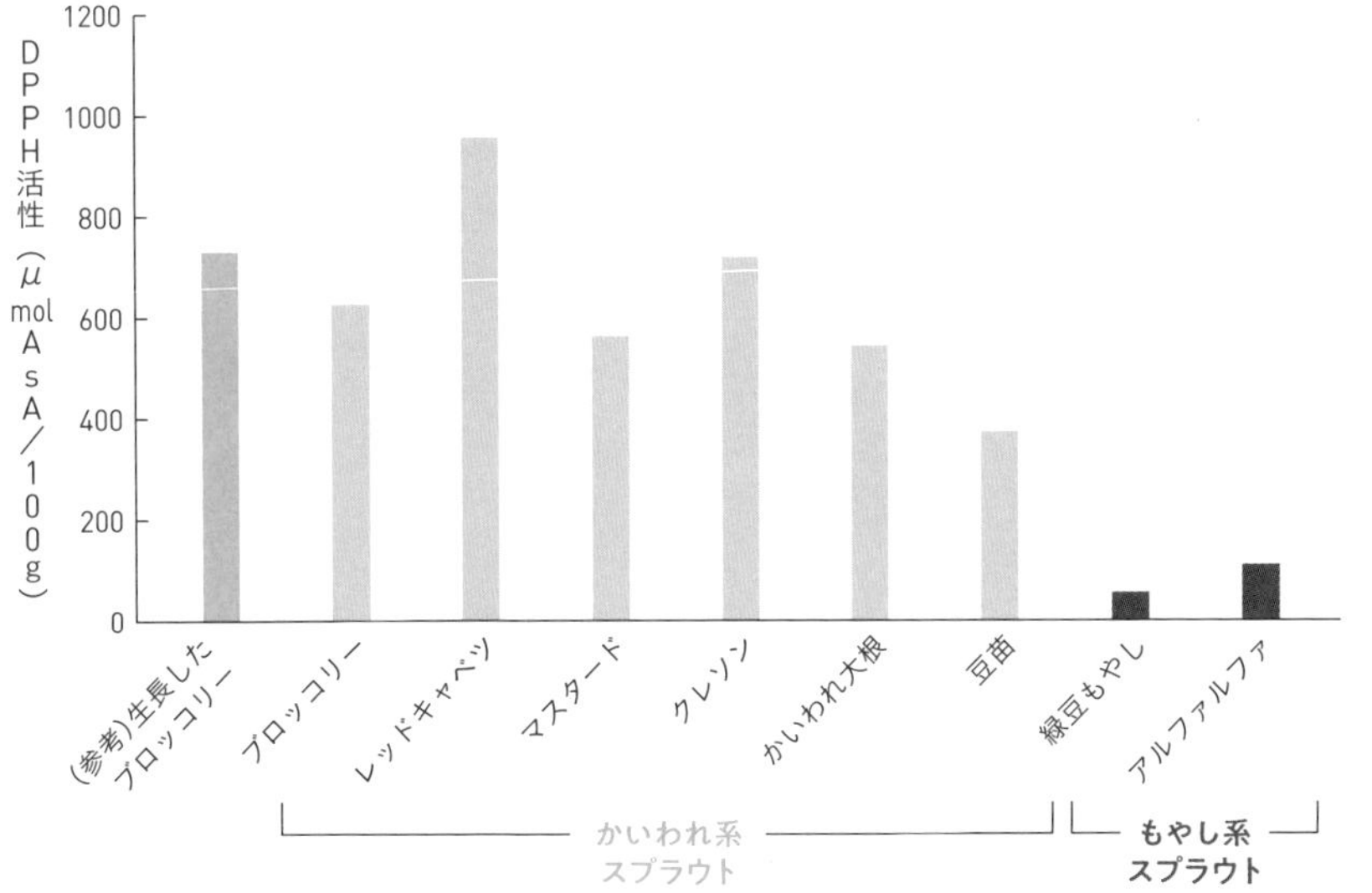

参考文献：森山三千江ほか(2004). 日本家政学会誌, 55, 153-158.

Q54

野菜のへぇー

健康効果への期待大きいファイトケミカルを多量に含む

ブロッコリースプラウトが「スーパースプラウト」と呼ばれるのはなぜ？

ブロッコリーを生のままかじっても辛味はそれほど強くありませんが、発芽直後のブロッコリースプラウトを生のまま食べると強い辛味を感じます。この辛味は、昆虫から身を守るために生み出されたスルフォラファンという成分に由来するものです。

スルフォラファンは、がん予防効果などが期待されるファイトケミカルのイソチオシアネート類（Q36 **含硫化合物（イオウ化合物）とは？** 参照）のひとつです。抗酸化力をもつほか、十二指腸潰瘍や胃がんを引き起こすピロリ菌の殺菌、悪酔いの原因物質のアセトアルデヒドの代謝促進による二日酔い予防などが期待できます。

スルフォラファンは、グルコシノレートという物質に酵素がはたらくことでつくられます。

グルコシノレートはアブラナ科の野菜に多く含まれます。なかでもブロッコリースプラウトの含量は断トツで、生長したブロッコリーと比べて10倍以上多く、ほかの野菜と比べても飛びぬけて多くなっています（グラフ）。

なお、グルコシノレートをスルフォラファンに変化させる酵素の活性は60℃を超えると失われます。ただし、この酵素と同じものがヒトの腸内にもあるので、アブラナ科の野菜を加熱して食べてもイソチオシアネート類の健康効果は得られることが報告されています。

グルコシノレートは水溶性なので、アクがない野菜であれば、水でゆでるよりも電子レンジで加熱するほうが多く残ります。

[アブラナ科野菜のグルコシノレート量]

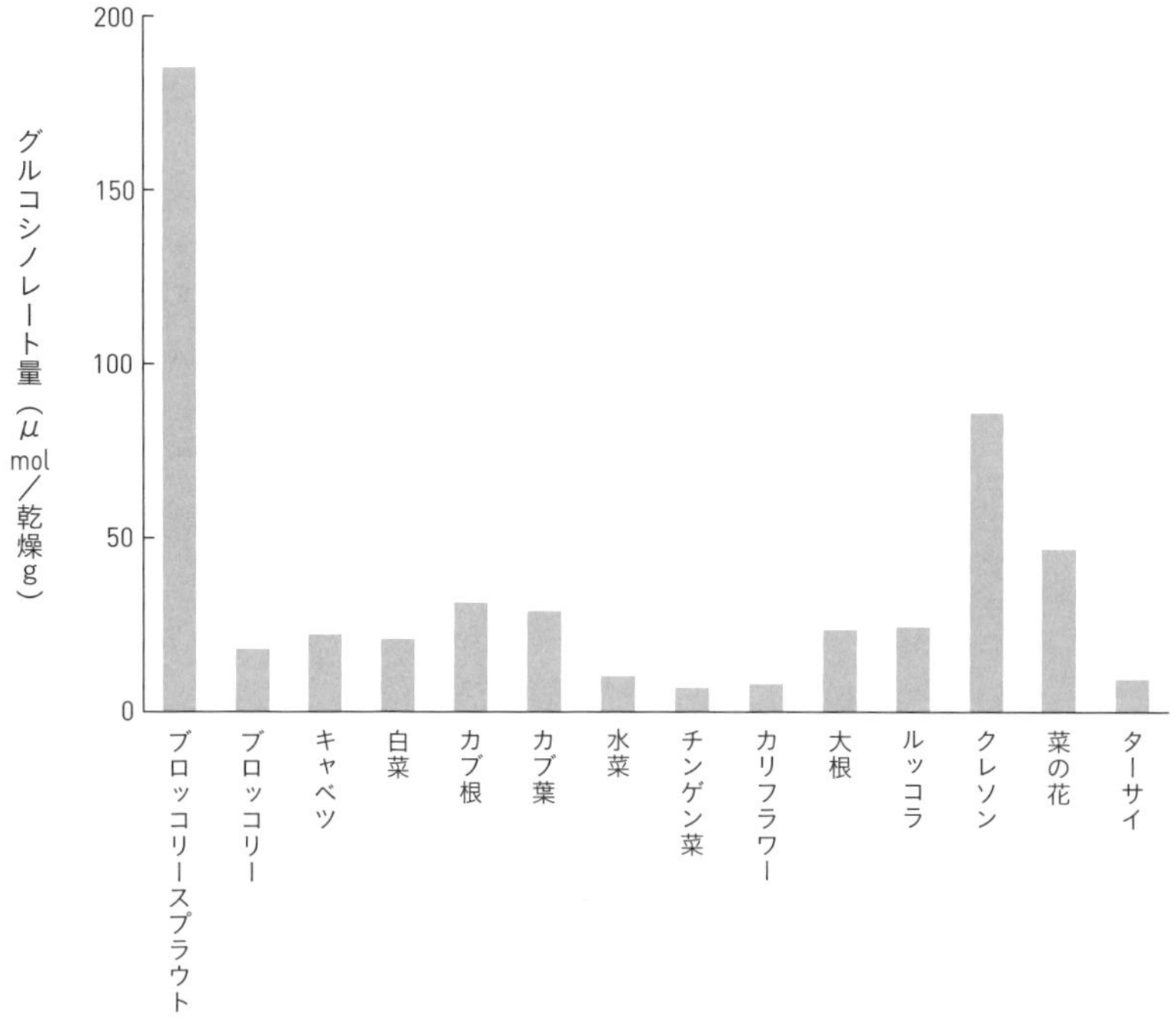

参考文献：長田早苗ほか(2014). 日本食生活学会誌, 25, 121-130.

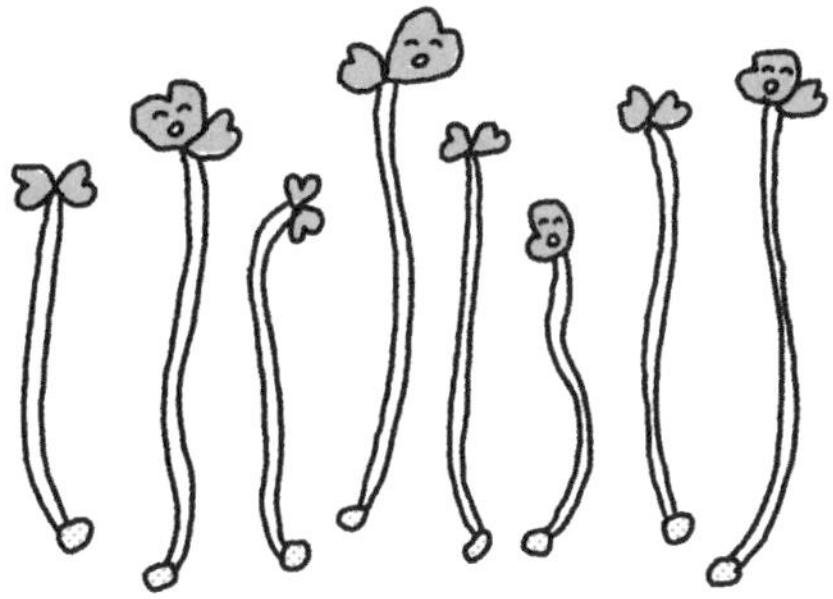

Q55

野菜のへぇー

βカロテンの2倍以上！ ビタミンEの100倍以上！
トマトのリコピン、抗酸化力がハンパない？

昔から「トマトが赤くなると医者が青くなる」といわれるほど健康に役立つ成分をたっぷり含むトマト。その個性を特徴づける赤色の色素はリコピンです。

リコピンの抗酸化力はβカロテンの2倍以上

リコピンはβカロテンと同じカロテノイド系色素です。βカロテンの抗酸化力が強いことはよく知られていますが、リコピンの抗酸化力は、なんとβカロテンの2倍以上。やはり抗酸化物質として知られるビタミンEと比べると、なんと100倍以上の強さです。リコピンには、動脈硬化の予防、骨密度の低下抑制、抗アレルギー、気管支喘息の症状緩和など、さまざまな健康効果が期待できます。

［カロテノイド系色素の抗酸化力］

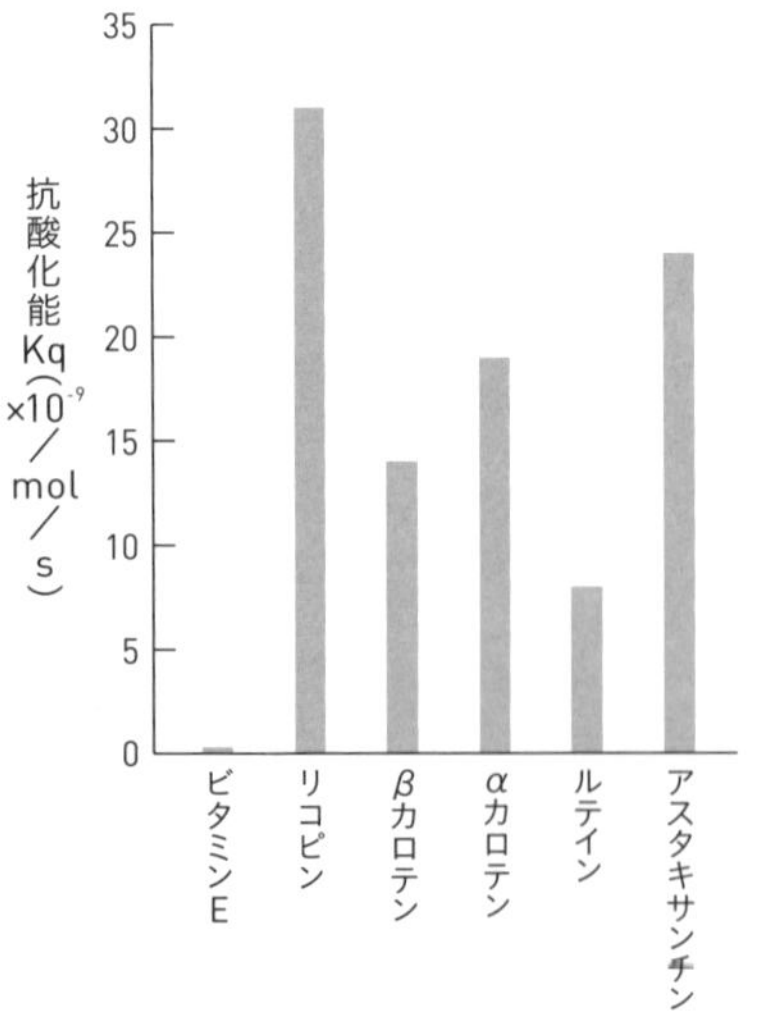

参考文献：
Ouchi, A.,et al.(2010). J. agricultural and food chemistry, 58(18), 9967-9978.

ケチャップやトマトペーストもリコピンが豊富

野菜100%加工品のトマトケチャップやトマトペーストにはこのリコピンが豊富に含まれています。生トマト1個分（250g）のリコピン量に相当するのは、ケチャップなら大さじ2杯、トマトペーストなら小さじ2・5杯です。どちらも塩分（ナトリウム）の排泄をうながすカリウムが豊富で、塩分も少なめ（100gあたりトマトペーストは0・1g、ケチャップは3・1g）。健康的な調味料ということができます。

リコピンの吸収率を高める食べ合わせ——玉ネギ

リコピンもβカロテンと同様、脂溶性です。油脂と一緒にとると吸収率が約1・8倍に高まります。

さらに最近の研究で、リコピンは玉ネギと一緒にとることで、体内への「吸収されやすさ」が油脂と一緒にとった場合のさらに2倍に高まることが報告されています。ネギ属特有のにおい成分（ジアリルジスルフィド）がリコピンを吸収されやすい形に変えるためです。

下のグラフは「トマトペースト＋オリーブ油」に、別の野菜を組み合わせた際のリコピンの吸収されやすさ（シス体含有率）です。とくにネギ属野菜（玉ネギ、ニンニク）と一緒に食べた時のリコピンの「吸収されやすさ」は、それ以外の野菜に比べて高いことがわかります。

抗酸化物質は多種類をとるほど体内での抗酸化作用が高まり、持続します。トマトは抗酸化力の強いβカロテン、ビタミンC、ビタミンEを多く含み、玉ネギも抗酸化作用を示す含硫化合物やポリフェノールを含みます。ふたつを一緒にとればリコピンが吸収されやすくなるだけでなく、抗酸化力の相乗効果も期待できます。

なお、トマトのビタミンCは、果肉よりも種の周りのゼリー部分のほうが1・3倍多く含まれます。うま味成分のグルタミン酸や疲労回復に役立つクエン酸も果肉よりもゼリー部分に多く含まれています。

組み合わせ野菜による、リコピンの吸収されやすさ

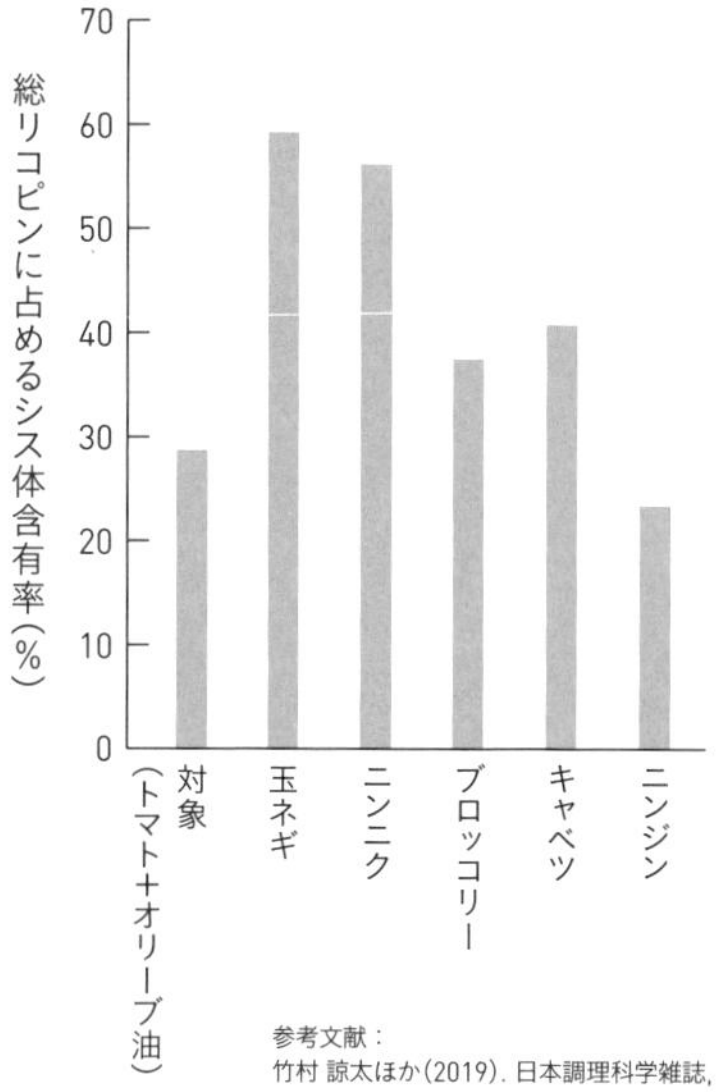

参考文献：
竹村 諒太ほか(2019). 日本調理科学雑誌, 52, 57-66.

Q56

野菜のへぇー

オリーブ油にもβカロテンが？

オリーブ油はオリーブ果実の搾り汁、だからβカロテンがある

野菜の調理に使ったり、野菜にかけたりする機会の多いオリーブ油。オリーブ油とはオリーブの果汁そのものですから、ほかの植物油にはないβカロテンが含まれています。さらにエキストラバージンオイル（非精製、酸度0・8％以下のもの）の場合は、オリーブの果実に特徴的なポリフェノール類（ドロキシチロソール、オレウロペインなど）が多く含まれるうえ、脂肪酸の8割弱がオレイン酸（血中ＬＤＬコレステロール値の低下作用を示す）であるなど、ほかの植物油と比べても栄養面で大きなメリットがあります。

「トマト＋オリーブ油」の抗酸化パワーは見過ごせない

抗酸化物質は、1種類だけではなく多種類を組み合わせてとることで抗酸化作用が強まります。

その意味で「野菜＋オリーブ油」はすぐれた組み合わせで、たとえば「トマト＋オリーブ油」の組み合わせからは、βカロテン（トマト、オリーブ油）、ビタミンＥ（オリーブ油、トマト）、ビタミンＣ（トマト）、ポリフェノール類（トマト、オリーブ油）といった抗酸化物質が得られます。さらに、オリーブ油に豊富なオレイン酸の血中ＬＤＬコレステロール値の低下作用が加わるので、動脈硬化の予防や進行抑制にもつながります。

これまでに世界7カ国の地域を対象に行われた大規模な疫学調査において、地中海沿岸地域ではコレステロール値が高くなく、心筋梗塞による死亡も少ないことが報告されています。トマトとオリーブ油の組み合わせが心筋梗塞の予防にひと役買っているとも考えられます。

Q57

野菜のへぇー

〝生ニンジンはサラダに入れるとビタミンCを壊す〟ってホント？

壊さない。酸化型ビタミンCも還元型ビタミンCも、効力は同じ

過去には、〝生のニンジンをサラダに入れるとほかの野菜のビタミンCを壊す〟といわれていました。また、〝キュウリはビタミンCを壊す〟とも。

ニンジン、キュウリ、そしてキャベツ、カボチャ、ナス、メロン、ビワなどにはアスコルビン酸（ビタミンC）酸化酵素が含まれており、これがビタミンCを酸化させます。酸化したビタミンCは本来の効力を発揮しないのではないかといわれてきたのが先の説の根拠ですが、近年の研究で、酸化前のビタミンC（還元型）でも酸化されたビタミンC（酸化型）でも、体内でのビタミンCとしての効力に変わりはないことがわかっています。

昔の食品成分表は還元型と酸化型を分けて記載していましたが、四訂版（１９８２年）以降はそれらを合計した総ビタミンC量が記載されています。

いろいろな種類の野菜や果物をそれぞれミキサーにかけてジュースをつくり、そこにアスコルビン酸酸化酵素を加えて総ビタミンC量の変化を調べた実験では、時間がたつと酸化型ビタミンCが増えるものの、１時間後の総ビタミンC量はジュースのほとんどでそのまま保持されていることが確かめられています。

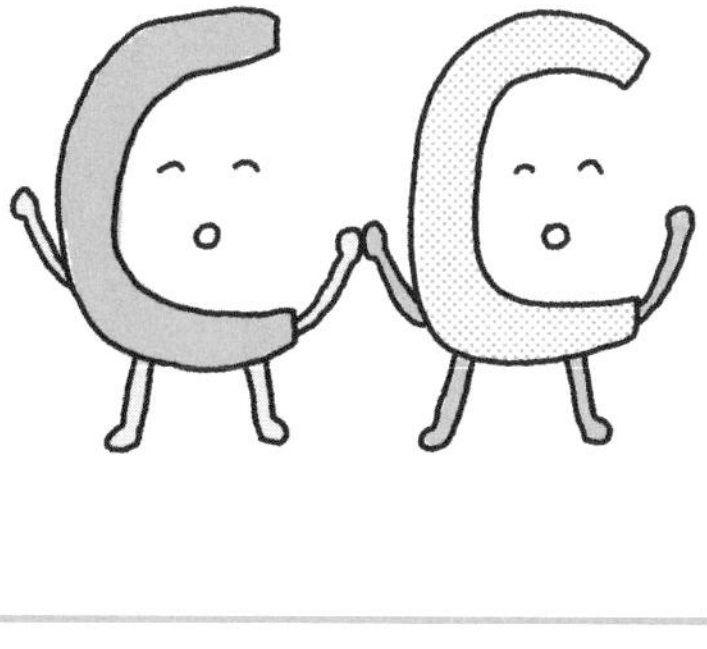

Column 2

令和版・一汁三菜のススメ

「日本人、野菜は足りている？」（076ページ参照）で述べたように、現代の日本人には不足しがちな栄養素があります。とくにビタミンAとビタミンDは年齢や性別によらず、全世代で大幅に不足していますし、じつは食物繊維も（表中の基準では〝やや不足〟のレベルですが）理想的な摂取量という観点ではやはり大幅に不足しているのが実情です。

今を健康に過ごし、そして健康寿命を延ばすには、いずれの栄養素も不足させない食生活が肝心です。では、不足しがちな栄養素を補足するためには具体的に、今の食生活に何をプラスしたらよいでしょうか。

基本1 今の食生活よりも「野菜たっぷり＋魚＋豆＋雑穀」

次の①〜④が、「もっと食べる」ことを意識したい食品です。

①野菜全体……ビタミン（D以外）、ミネラル、食物繊維

ビタミンDを除くすべてのビタミンは、野菜に多く含まれています。なので、まずは野菜をとること。

とくにビタミンCやビタミンB群の水溶性ビタミンはストックがききません。数時間の間に使われない分は排泄されるだけに、「毎食とる」を心がける必要があります。

食物繊維は快便、免疫力アップにも必要です。

②緑黄色野菜……ビタミンA（βカロテン）、ミネラル、食物繊維

野菜のなかでもとくに意識したいのが緑黄色野菜です。

緑黄色野菜に含まれるβカロテンは、ビタミンAの重要な供給源。ビタミンAは体の組織づくりや機能維持をたすける大事な栄養素ですが、今の日本人は、とるべき量の約半分しか摂取していません。脂溶性で体内である程度のストックがきくので、毎食でなくてもかまいませんが、「意識してとる」が必要です。

③魚……ビタミンD、ミネラル

ビタミンDは魚類のほかは卵、あとはキノコなどに少量含まれるだけなので、その摂取量を増やすには、魚類が欠かせません。

絶対に毎日、でなくてよいので、「1週間に何度か食べる」を意識に入れましょう。

魚の骨はカルシウムの供給源でもあります。小魚のほか、骨ごと食べられるサバ缶などの缶詰もオススメです。

④豆類と雑穀……ビタミン(D以外) ミネラル、食物繊維

野菜だけでは満たせない栄養素を豆類や雑穀で増やすことができます。

豆類は魚と同じように、「必ず毎日」と深刻になる必要はなく、1週間単位で帳尻が合えばよいと考えます。

雑穀は、白飯に少し加えるだけでも栄養効果が得られるので、むしろ毎日少しずつとるほうが現実的かもしれません。日々コツコツとミネラルやビタミンを積み上げるつもりで。

基本 2

一汁三菜をモデルに、いろいろな食品をとる

実際の献立を考えるうえでは、「一汁三菜」が基準として有効です。

□伝統的な一汁三菜の概念

- **主食(デンプン食品)**
- **汁もの**
- **主菜(タンパク質食品)**
- **副菜(野菜、豆類、海藻など)**
- **副副菜(野菜、豆類、海藻など)**

そもそも日本の伝統的な「主食+一汁三菜」に戦後、肉類・果物・乳製品が加わったことで日本人の食事の栄養価が飛躍的に高まり、世界一の長寿につながったという経緯があります。

「いろいろな食品をとることが、多くの栄養素をバランスよくとることにつながり、また、抗酸化作用の相乗効果の面でもメリットが大きい」ということを、本書では重ねて解説していますが、その意味で、とてもすぐれた食事構成の概念といえます。

現代の栄養不足を改善するには、この「主食+一汁三菜」の内容に、過剰にとっている肉類などを引き、代わりに前述の①～④の食品をよりたくさん加えるように意識すればよい、となります。

一汁三菜を意識すれば、〝肉をたっぷり、付け合わせに野菜少し〟といった食事にはなりません。

とはいえこれを、「汁物1品、おかず3品」と四角四面にとらえる必要はあ

りません。大切なのは「いろいろな食品をとる」こと。料理の品数にこだわる必要はありませんし、手づくりである必要もありません。

図は、忙しい現代人でも手近に実現できる一汁三菜の3例です。

このように、時短料理でも、コンビニ惣菜でも、外食でも、「一汁三菜」の概念と「前記の食品①〜④」を意識して食品を揃えれば、栄養のバランスが整った食事になります。

野菜が足りないとか、2〜3日豆を食べてないなと思ったら、レトルト、冷凍食品、コンビニ惣菜、頼れるものにはなんでも頼る。また気づいた時にカット野菜を冷凍しておけば、インスタント食品と組み合わせて「野菜補強」に使えます。

「手づくりや品数にこだわらず、栄養にこだわる」——これが現代版一汁三菜の心得です。

［ワンプレートでも一汁三菜］

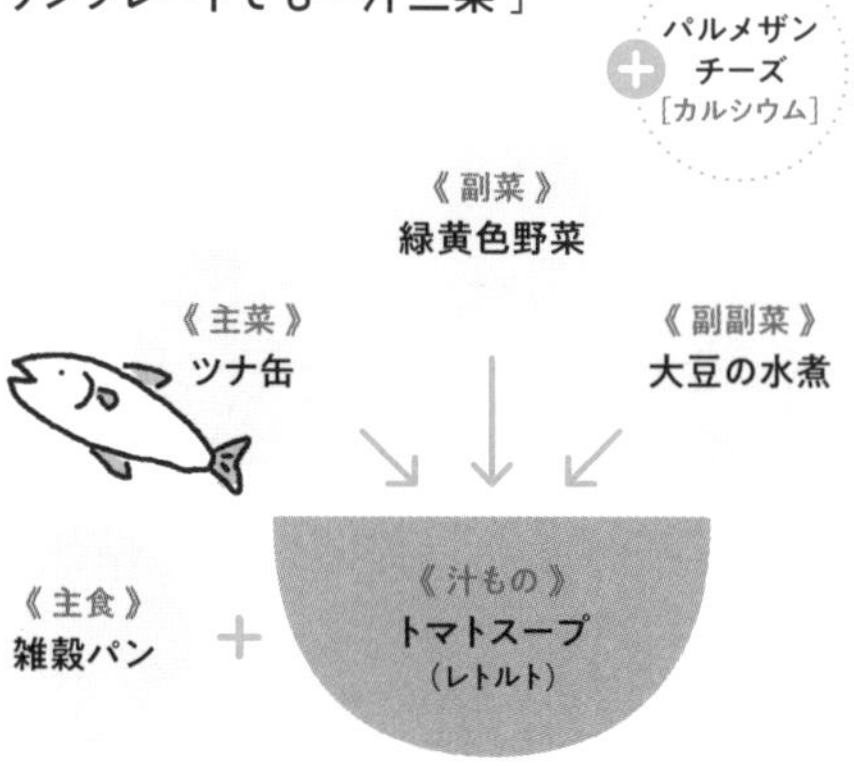

［コンビニ惣菜オンリーでも一汁三菜］

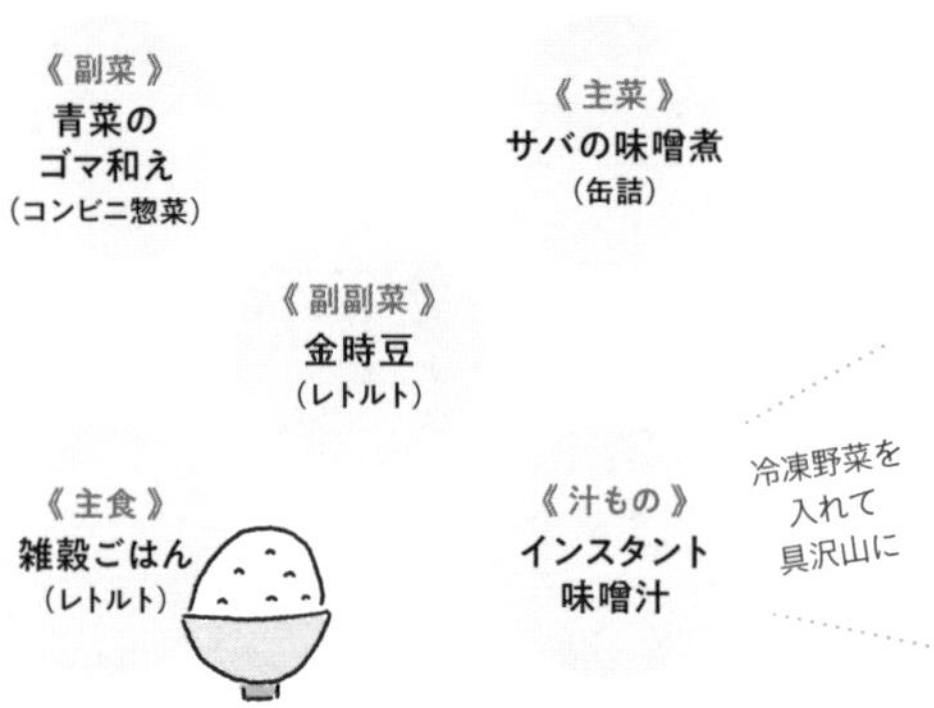

［丼ものでも一汁三菜（親子丼の場合）］

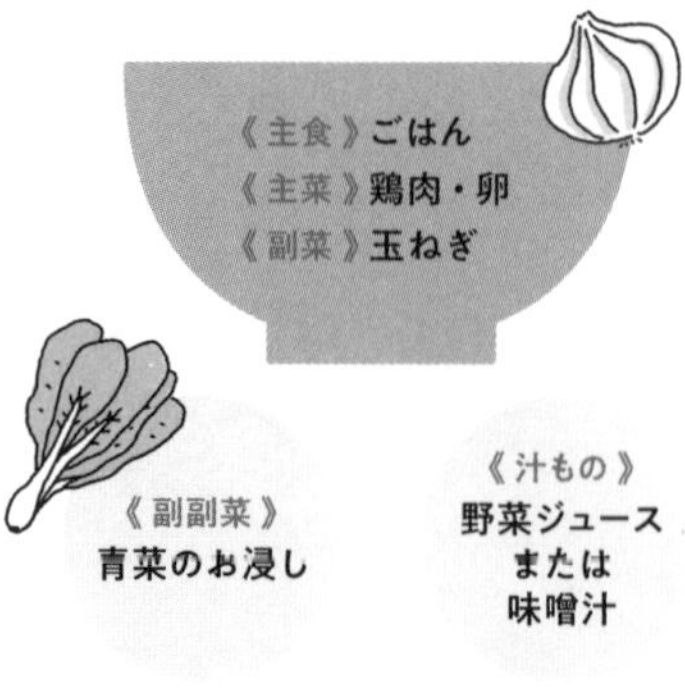

PART 5

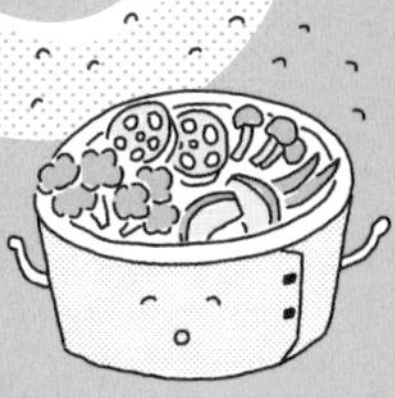

野菜の栄養をトクする調理のこつ

同じ量の野菜でもどのように扱い、どのように調理するかによって、体にとりこめる栄養成分の量は変わってきます。せっかく食べる野菜の栄養を、あますことなく、有効にとるための「組み合わせのこつ」「加熱のこつ」「切り方のこつ」「保存のこつ」をまとめました。

Q 58

組み合わせのこつ

緑黄色野菜のβカロテンの吸収率を高めるこつは？

ホウレン草ならお浸しよりゴマ和え。脂質と一緒にとると吸収率アップ

ホウレン草や小松菜などの青菜には、βカロテンが豊富に含まれます。ですがこれを「お浸し」にして食べても、そのβカロテンは体内にはあまり吸収されません。βカロテンが脂溶性ビタミンだからです。

脂溶性ビタミンは「油脂と一緒にとる」こと

ビタミンには水溶性と脂溶性の2種類があります（**Q30 そもそもビタミンって何？ 参照**）。水溶性ビタミンはそのまま腸で吸収されて血液に入りますが、脂溶性ビタミンは脂質に溶け込んだ状態で腸からリンパ管を通って、血液に入ります。つまり、脂質と一緒でなければ基本的には吸収されません。

水溶性ビタミン（ビタミンC、ビタミンB群）の場合はどのような食品と一緒に食べるかを考慮する必要はありませんが、「脂溶性ビタミンは油脂と一緒にとること」が大切です。

緑黄色野菜は、βカロテンのほかにもビタミンE、ビタミンK、そして機能性成分のリコピン、ルテインなど脂溶性の成分を豊富に含んでいます。βカロテンの場合は、油脂と一緒にとることで吸収率が2・6倍に、リコピンの場合には1・8倍に高まることが報告されています。たとえばホウレン草のお浸しとホウレン草のソテーを比べた場合、栄養成分の吸収率という点では格段にソテーがトクというわけです。

乳化した油と一緒にとれば、さらに吸収率が高まる

さらに、同量の油でも、その「状態」によって脂溶性ビタミンの吸収率は若干変わります。

たとえばマヨネーズは油と酢が乳化した――油の粒子が細かくなって水分（酢）と混ざり合った――ものです。細かくなった油の粒子の総表面積は、元の状態のそれよりも格段に大きくなるため、消化過程でビタミンとより接しやすくなり、結果的に脂溶性ビタミンの吸収率が高まります。

なお、生クリームやヨーグルト、牛乳はそもそも水分と脂肪分が乳化した状態にあります。含まれる脂肪の粒子はとても小さいので、一緒にとった食品中の脂溶性ビタミンの吸収率が高まります。ルーを使ったシチューやカレーでも同様のことがいえます。ルーは、小麦粉をバターで炒め、水分を加えて乳化させたものですから、たとえばニンジンやブロッコリーをただの野菜炒めにするよりもシチューやカレーにするほうが脂溶性ビタミンの吸収率は高まる、といえるわけです。

オイルだけが脂質じゃない。ゴマやナッツも有効に

ゴマや落花生、アーモンドなどの種実類は成分の約半分が脂質です。しかもその多くは、タンパク質、鉄や亜鉛、マグネシウムなどのミネラル、ビタミンB_1、B_2、B_6などのビタミンB群、食物繊維が豊富です。とくにゴマにはカルシウムが、アーモンドやピーナッツバターにはビタミンEが多く含まれています。

青菜をゴマ和えやピーナッツ和えなどにすれば、βカロテンの吸収率が高まるだけでなく、他の栄養素も加わり料理の栄養価が格段に高まります。

また、ゴマに含まれるゴマリグナンや、ピーナッツに多いレスベラトロールやビタミンEはいずれも抗酸化物質なので、βカロテンと同時にとることで、料理の抗酸化力がいっそう強化されます。

［脂溶性ビタミンの腸管での吸収］

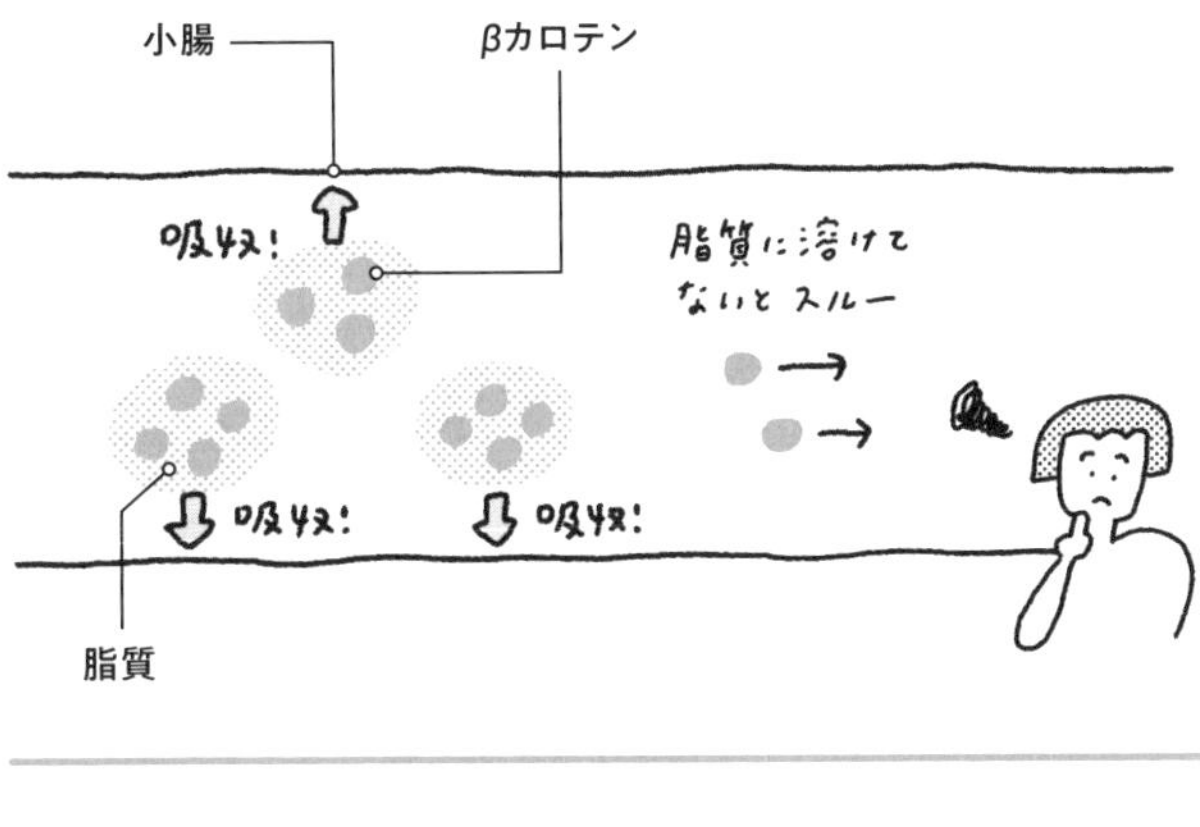

Q59

組み合わせのこつ

乳製品、大豆食品と一緒にとると吸収率アップ

緑黄色野菜のカルシウムの吸収率を高めるこつは？

小松菜は、野菜の中でもカルシウムが多いことで知られています。小鉢1杯分の小松菜のお浸し（70g）からは、コップ半分強の牛乳（110㎖）に相当するカルシウムをとることができます。

ただし、野菜のカルシウムの吸収率は約19％と低く、牛乳の半分くらいしかありません。

カルシウムはそもそも体内に吸収されにくいミネラルで、食品によっても吸収率が異なるのです（牛乳で約40％、小魚で約33％、大豆食品は牛乳とほぼ同じ）。

牛乳と大豆の吸収率が高いのは、カルシウムの吸収促進に関わる成分を含むから。牛乳の場合は、主要タンパク質であるカゼインが分解されることでつくられるCPP（カゼインホスホペプチド）や乳糖が、大豆の場合は大豆ペプチドや大豆オリゴ糖が、カルシウムの吸収をうながします。

しかもオリゴ糖は腸内の善玉菌の増殖をうながすことで腸内を酸性に傾け、間接的にカルシウムをはじめマグネシウムなどのミネラルの吸収を助けます（カルシウムをはじめマグネシウムなどのミネラルは酸性下で吸収が促進されることがわかっています）。

「小松菜と油揚げの煮浸し」は理にかなっている

ペプチドやオリゴ糖などの成分は、牛乳や大豆自身のカルシウムだけでなく、ほかの食品のカルシウムの吸収も助けます。つまり小松菜を食べるなら、牛乳や大豆食品と一緒にとると吸収率が高まるということです。

ポピュラーなお惣菜に「小松菜と油揚げの煮浸し」がありますが、これなどはその意味でとても理にかなった

料理といえます。

なお、大根やカブの葉には、小松菜の約1・5倍ものカルシウムが含まれています。これらも小松菜と同じように油揚げとともに煮たり、炒め合わせたりすると、効果的にカルシウムを摂取できます。

また、乳製品と組み合わせたりクリーム煮にしたりすることでも、野菜に含まれるカルシウムの吸収率は高まります。


［カルシウムの吸収率を高める組み合わせ］

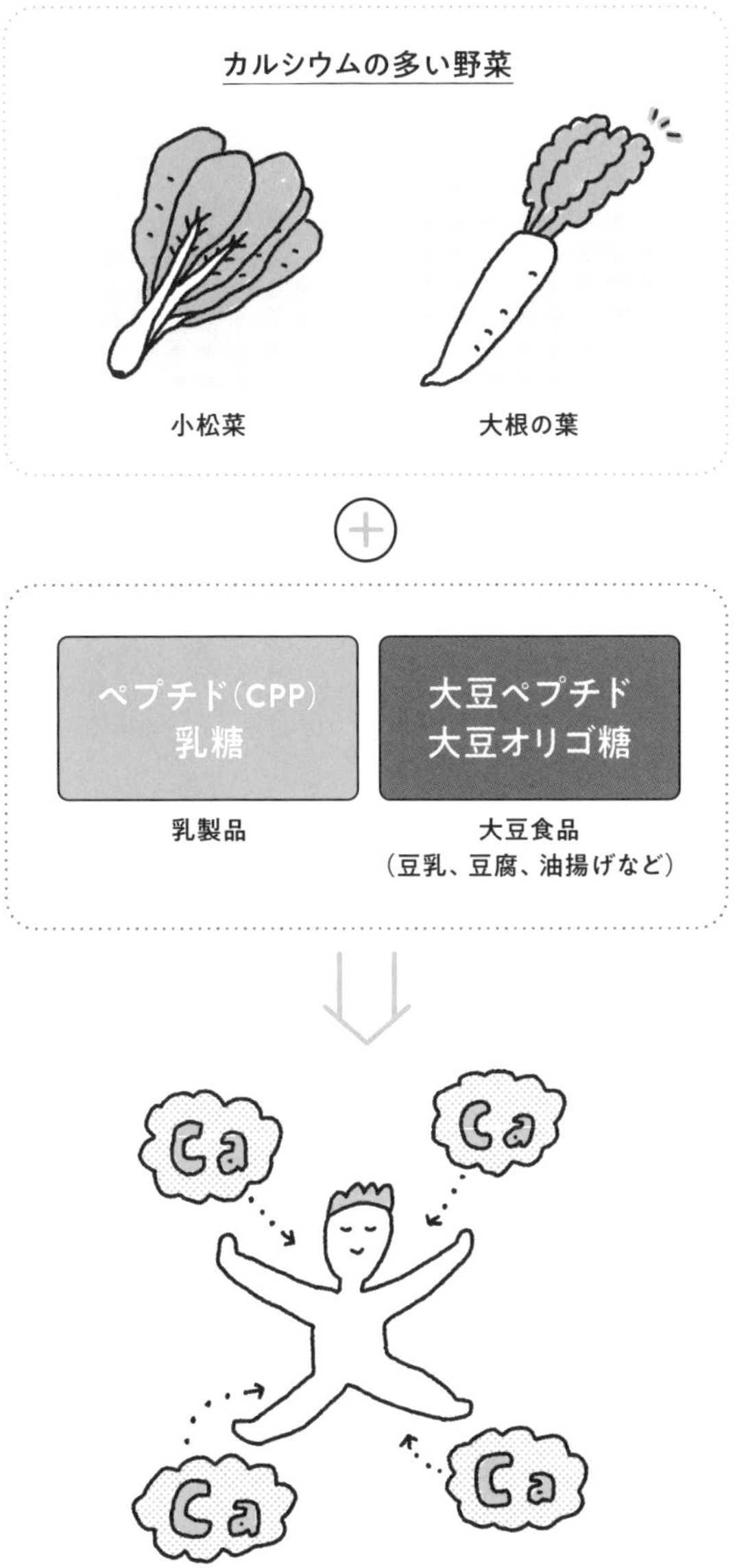

Q60

組み合わせのこつ

緑黄色野菜の鉄の吸収率を高めるこつは？

酸味のあるもの、ビタミンC、肉や乳製品と一緒にとる

鉄を多く含む野菜はパセリ、大根の葉、菜の花、小松菜、エダ豆、サラダ菜、ソラ豆、カブの葉、水菜、ホウレン草など。日常的に鉄分を取るためにはこれらの野菜は頼りになる供給源です。

野菜に含まれる非ヘム鉄は吸収率が低い

食品に含まれる鉄には2種類あり、肉や魚などの動物性食品に多いのは【ヘム鉄】で、野菜や海藻などの植物性食品に多いのは【非ヘム鉄】。非ヘム鉄は、ヘム鉄に比べると体内への吸収率がかなり落ちます。

鉄はおもに十二指腸で吸収されますが、健康な人ならヘム鉄の吸収率は30～40%で、非ヘム鉄の吸収率は1～10%といわれています。非ヘム鉄はそのままの形ではほとんど吸収されず、元の形である三価鉄が酸によって還元され、二価鉄（＝水に溶けやすい）になってはじめて吸収されるようになります。胃酸の出方が少ない人は鉄が吸収されにくいため、胃の弱い人に鉄欠乏性の貧血の人が多いのはこのためです。

ただし、非ヘム鉄の吸収率は一緒にとった食品成分の影響を受け、吸収をうながす成分と一緒にとると吸収率が高まることが知られています。

□非ヘム鉄の吸収率を高めるモノ

①pHが低い（＝酸味のある）食品
②ビタミンC
③肉や魚、乳製品

鉄を含む野菜を酢やケチャップ、梅干し、柑橘類、ト

マトなど、酸味のある食品と一緒にとると、胃酸の分泌がうながされる効果も手伝って、非ヘム鉄が三価鉄から二価鉄に還元され、吸収されやすくなります。

　また、ビタミンCも非ヘム鉄の還元を促進するので体内への吸収をうながします。

　ヘム鉄を含む肉や魚を一緒にとると非ヘム鉄の吸収がうながされることもわかっています。たとえばホウレン草をベーコンとともにソテーすると、ベーコンのタンパク質によって鉄の吸収率が高まり、また油脂によってβカロテンの吸収率が上がることになります。

　なお、乳製品の消化過程でできるペプチド（CPP）も鉄の吸収率を高めます。

鉄の吸収をさまたげるモノに注意する

　鉄の吸収で要注意なのは、サプリメントなどで食物繊維をとる場合です。食物繊維は鉄の吸収をさまたげます。通常の食生活ではそれほど問題にはなりませんが、サプリメントでは通常では到底とりえない量を一度にとることになります。1日に50g以上の食物繊維をとった場合には鉄の吸収が阻害され、鉄不足をまねくといわれます。

［鉄の吸収率を高める組み合わせ］

鉄の多い野菜

小松菜　サラダ菜
ホウレン草　水菜

＋

非ヘム鉄の吸収を助ける食品

低pH食品
［酢、梅干し、ケチャップなど］

動物性タンパク質
［肉、魚］

ペプチド（CPP）
［乳製品］

たとえばこんな料理

青菜の煎り酒浸し
［梅干し］

蒸し鶏サラダ
［肉、酢、トマト］

青菜入りホワイトシチュー
［乳製品、肉］

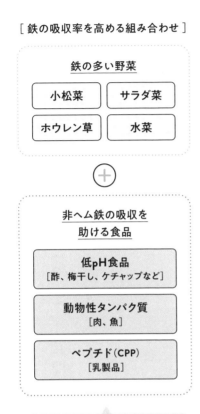

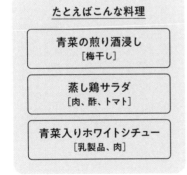

ノンオイルドレッシングがヘルシーとはいいきれない! サラダのビタミン吸収率を高める調味のこつは?

サラダ菜、リーフレタス、サニーレタス、水菜などが【緑黄色野菜】であることをご存じですか?

いずれも鉄、βカロテン、ビタミンE、ビタミンK、葉酸などが豊富に含まれます。グリーンサラダによく使われるこれらの野菜の栄養価が、ブロッコリーや赤ピーマンに匹敵するほど高いことはあまり知られていません。

ちなみに球レタスは、土で栽培したものはいわゆる淡色野菜――分類上は「その他の野菜」――になりますが、水耕栽培によるものはβカロテン量の基準を満たすので「緑黄色野菜」になります。

最近は、サラダ用ドレッシングで「ノンオイル」「カロリーオフ」など、低カロリーをうたったものが少なくありません。一見、〝低カロリー=ヘルシー〟と考えがちですが、栄養面から考えるとその判断は早計です。レタス類に多く含まれるβカロテンやビタミンKなどの脂溶性ビタミンは、油と一緒にとることで体内での吸収率

［ サラダ野菜の成分量 ］

(100gあたり)

サラダ野菜	βカロテン µg	ビタミンK µg	葉酸 µg	鉄 mg
レタス(土耕)	240	29	73	0.3
レタス(水耕)	710	58	44	0.3
サラダ菜	2200	110	71	2.4
リーフレタス	2300	160	110	1.0
サニーレタス	2000	160	120	1.8
水菜	1300	120	140	2.1
ブロッコリー	900	210	220	1.3
赤ピーマン	1100	7	68	0.4

参考文献:日本食品標準成分表2020年版(八訂)

が高まります。もちろん油の多いドレッシングのかけすぎはカロリーオーバーにつながりますが、油をまったく使わない、または油の量が少ないドレッシングをかけたサラダだけの食事（ほかに油脂のある料理を食べない）は栄養的には損失ということになります。

　もちろん、献立中のほかの料理に油脂を含むものがあれば、グリーンサラダの脂溶性ビタミンはある程度吸収されます。ただし、ほかの料理の油脂に期待するよりも、油を水分と混ぜて乳化させた（＝油の粒子を小さくした）ドレッシングやマヨネーズをかけたほうが吸収率は高くなります。

　ニンジンのβカロテンの吸収率を調べた研究では、何もかけないよりも油をかけるほうが、さらに乳化させた油であるほうが吸収率が高いことが報告されています（**グラフ**）。ビタミンKについても同様の結果があります。

　手づくりドレッシングでサラダの栄養素の吸収率を高めるこつは、油と酢（またはレモン汁など）をよく混ぜて乳化させることです。


［油の乳化がニンジンのβカロテン吸収率に及ぼす影響］

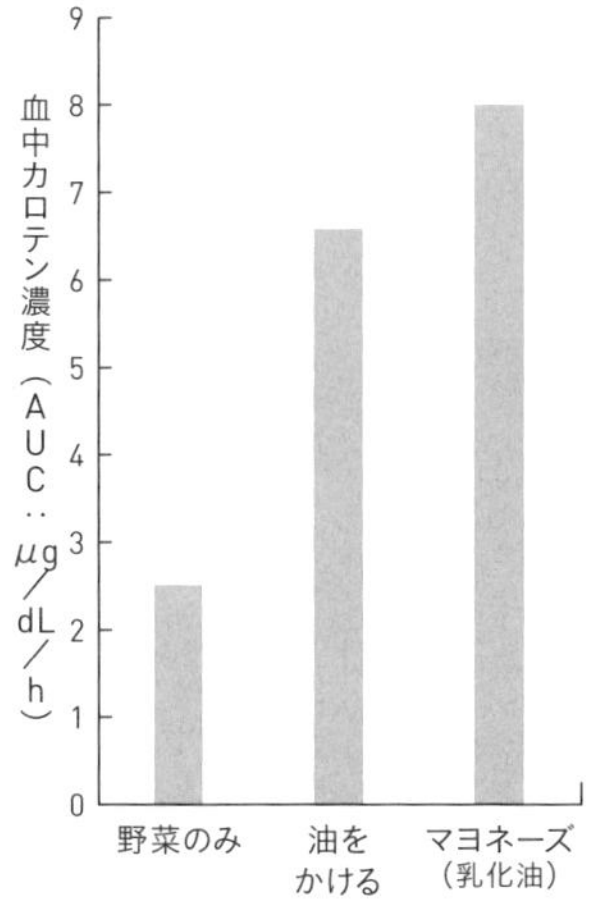

参考文献：
Takeda,S.,（2011）. Journal of nutritional science and vitaminology,57, 209-215.

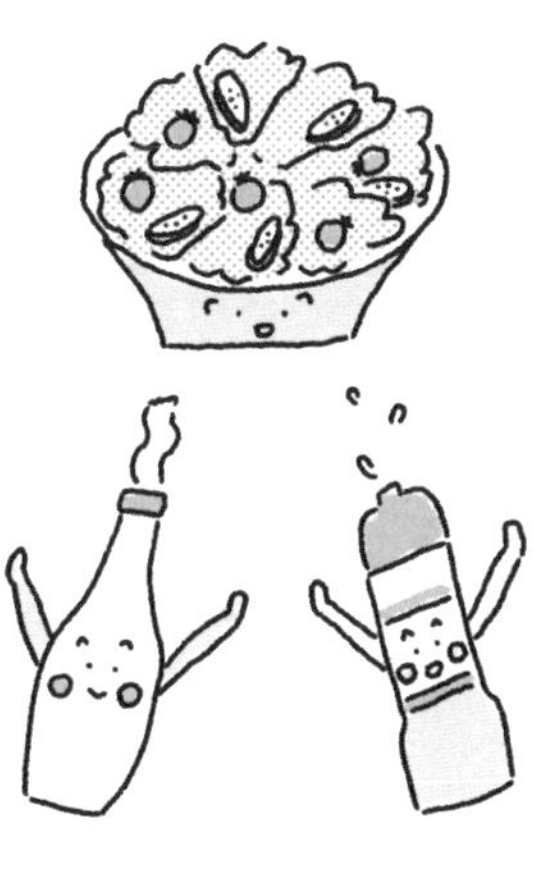

Q62

組み合わせのこつ

サッカー選手が試合前にパスタを食べるのはなぜ？

「パスタ＋ニンニク」で、デンプンを効率よくエネルギー化

サッカーの選手が試合前にパスタを食べると聞いたことはありませんか？

ヒトがエネルギー源として利用できるのは、糖質（糖やデンプン）、脂質、タンパク質。このなかでもっとも速くエネルギーに変換されるのが、糖質です。ただし、糖質をエネルギーに変えるためにはビタミンB_1が必要不可欠です。ビタミンB_1が不足すればエネルギーをうまくつくり出せなくなり、疲労感やスタミナ不足を感じます。

パスタのビタミンB_1とニンニクのアリシンがデンプンの速攻エネルギー化をサポート

パスタは主成分がデンプンですが、デンプンをエネルギーに変える時に必要不可欠なビタミンB_1をあわせもっています（ほかにビタミンB_1を多く含む食品は、豚肉、ハムなどの豚肉加工品、レバー、ウナギ、ブロッコリーなどで、ニンニクにも含まれています）。

ビタミンB_1は水溶性なので体に蓄えておくことができず、数時間以内に使われなかった分は尿とともに排泄されます。ところが、ビタミンB_1をニンニクと一緒にとると、ニンニクのにおい成分、アリシンと結合してアリチアミンという脂溶性の物質に変わり、体内への吸収がうながされるとともに、吸収後も体内に長く留まるようになります。その結果、ビタミンB_1が体内で底をつくことなくはたらき続けることができ、糖質を速やかにエネルギーに変えるようになります。

ちなみに、ニンニクのにおい成分アリシンは交感神経にはたらきかけ、ノルアドレナリンと呼ばれるホルモンの分泌をうながすことよってエネルギー代謝を高める効

果があることがわかっています。

多くのパスタ料理にニンニクは欠かせませんが、両者は味覚的な相性だけでなく、栄養的な相性も抜群というわけです。なお、ニンニクと同じネギ属である長ネギ、玉ネギ、ニラ、ラッキョウにも同様の効果が期待できます。これらの野菜のにおい成分である含硫化合物に、ニンニクのアリシンと同様のはたらきがあるからです。

ペペロンチーノのパスタなら？【ニンニク＋赤唐辛子＋オリーブ油＋パスタ】

ニンニクとパスタの組み合わせに赤唐辛子が加わると、唐辛子に含まれる辛味成分、カプサイシンのはたらきで胃液の分泌が盛んになって消化吸収がうながされるうえ、交感神経を活性化させることで、ニンニクと同様にエネルギー代謝がいっそう高まることが期待できます。

ジェノベーゼソースのパスタなら？【ニンニク＋松の実＋バジル＋オリーブ油＋パスタ】

松の実にはビタミンB_1が豊富に含まれているので、デンプンのエネルギー代謝に大いに貢献します。ほかにも松の実にはビタミンB群やビタミンE、日本人に不足しがちな鉄や亜鉛、マグネシウムなどのミネラル、食物繊維、ポリフェノールなども豊富に含まれ、さらにバジルには松の実に不足しているβカロテンやビタミンCなどが含まれています。栄養バランスが整っているうえ、βカロテン、ビタミンC、ビタミンEとポリフェノールなど、複数の抗酸化物質が一度にとれるため、体全体の活性酸素を抑えるのに役立つ料理にもなっています。

Q63

加熱のこつ

ゆで野菜——栄養をトクするこつは？

ゆで時間は短いほど、水は少ないほど、栄養の損失は抑えられる

野菜をゆでると、細胞が壊れて水溶性のビタミンB群やビタミンC、カリウム、ポリフェノールなどがゆで水に溶け出します。

とにかく浸水時間を短く！

栄養成分をできるだけ多く残すようにゆでるには、とにかく水に長く浸けないこと。ゆで時間が短いほど、またゆでた後に水にさらす時間が短いほど、栄養成分は多く残ります。

アクの少ない小松菜、ブロッコリー、春菊、菜の花、ニラ、キャベツなどなら、少量の水で蒸し煮にするか電子レンジで加熱するほうが栄養成分が多く残ります（Q70 電子レンジ加熱は、栄養的にはどう？ 参照）。

ゆで上げ後の浸水も、栄養成分の流出につながる

青菜やブロッコリー、グリーンアスパラガスなどをゆで上げた後に「冷水に浸ける」のは、加熱を遮断して色よく仕上げるためです。ですが水にさらせば、水溶性の栄養成分はさらに流出しやすくなります。

冷ますためだけなら、必ずしも冷水に浸ける必要はありません。重ならないようにざるなどに広げて冷ませば栄養成分やうま味成分がそのまま残るうえ、水っぽくなりません。この場合、余熱で加熱が続くことを考えて、ゆで時間を短めにしてかための状態で引き上げると、緑を鮮やかなまま保つことができます。一気に冷やして色鮮やかに仕上げたいという場合は、氷水に浸けてすぐに引き上げるとよいでしょう。

Q64

加熱のこつ

野菜の煮もの――栄養をトクするこつは？

栄養成分は煮汁に流出しやすい。煮汁も食べる工夫を

「煮る」過程で起こる現象は、「ゆでる」の現象（細胞が壊れて水溶性の栄養成分が流出する）と基本的に同じですが、煮ものの煮汁にはたいていゆで水よりも塩分が多く含まれているため、塩の脱水作用で食品の成分はより流れ出やすくなります。煮汁の塩分濃度が高いほど、食品中から流れ出る栄養成分の量は多くなります。

ただし、カボチャやレンコンなどのデンプンの多い食品は例外です。デンプンが加熱によって周囲の水分を吸収して膨らみ、さらにα《アルファ》化（糊化）して糊のように粘ってくるので、細胞から水溶性成分が流れ出にくくなるからです。

もっとも、栄養成分が流れ出た煮汁をすべて食べれば、むだにはなりません。煮汁を余さず食べるには、少なめの煮汁で煮たり、煮汁を煮詰めたり、デンプン（小麦粉、片栗粉、くず粉など）を加えてとろみをつけるといった方法があります。とはいえ煮汁ごと食べれば同時に塩分もとることになるため、塩分過剰にならないよう味つけには注意が必要です。

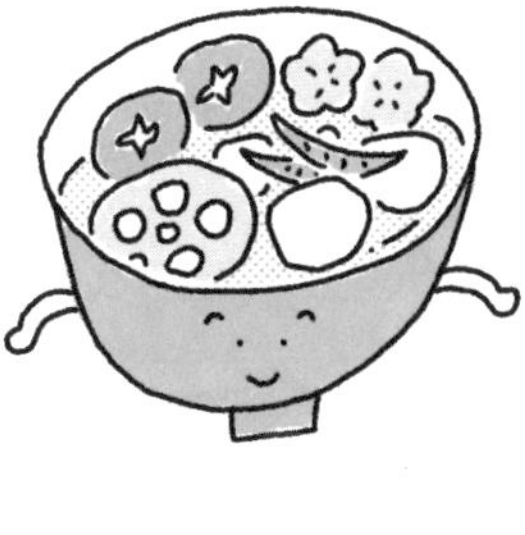

Q65

加熱のこつ

鍋ものは、残っただし汁にこそ栄養あり！

鍋もの、汁もの——栄養をトクするこつは？

鍋ものは、野菜をたっぷりとれる健康料理の代表格です。

ですが、前項Q64でも述べているように、塩分を含む煮汁で煮ると、食品中から栄養成分がより流れ出やすくなります。キャベツを5分間ゆでると、そのビタミンCの約半量がゆで汁に溶け出している、という実験結果があります（グラフ）。ゆで汁に塩を加えるとさらに流出量が増えると考えられます。鍋料理であれば、煮汁（だし汁）に野菜の栄養が含まれていますから、だしはスープとして飲んだり、ご飯を入れておじやにしたりして最後まで食べつくすことがオススメです。

なお、栄養成分が失われる量は食品の表面積が大きいほど多くなります。つまり、同じ重さの食品でも、細かく切るほど損失は大きくなるということです。小さく切った野菜を長時間煮ると、その分栄養成分も流出しやすくなりますが、煮汁ごと汁もの料理にすれば、それを回収できるので、スープやポタージュ、味噌汁、シチューは栄養的に理にかなっているといえるでしょう。

キャベツを
ゆでた後のビタミンC量
（5分間ゆで）

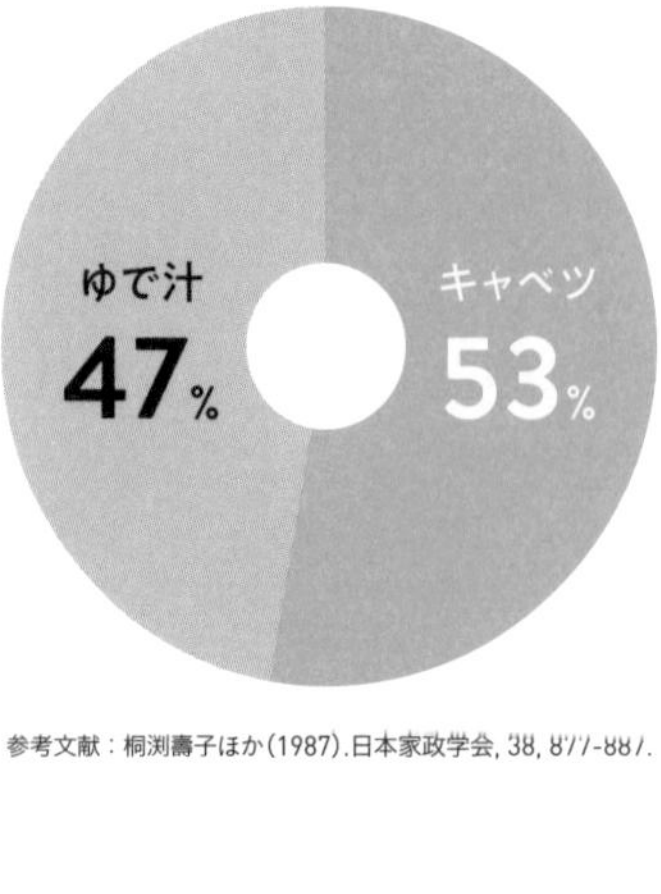

参考文献：桐渕壽子ほか（1987）.日本家政学会, 38, 877-887.

Q66

加熱のこつ

「蒸す」は栄養丸トク！ 栄養の損失が少ない

蒸し野菜――栄養をトクするこつは？

「蒸す」とは、100℃以上の熱をもった水蒸気が100℃以下の冷たい食品に触れて水に変わる際に放出する熱によって食品を加熱する調理方法です。

食品自体の温度が100℃以上にならない点では、「ゆでる」と同じですが、大きく違う点は食品が水に浸っていないことです。蒸している間に食品に接する水は、水蒸気が食品表面で水滴になって流れ落ちるごくわずかな量。この水滴には水溶性のカリウムやビタミン類などが溶け出しますが、その量もわずかです。実際にブロッコリーを対象に、水溶性のビタミンB群のひとつである葉酸の量を調べた実験では、蒸した場合には葉酸はほとんど失われないこと、ゆでた場合には加熱時間が長くなるほど葉酸は減っていき、10分間ゆでると60％前後も失われることが報告されています。

つまり、蒸し野菜は、野菜の栄養成分をとるためにはとても効率のよい料理といえます。

なお、同じ重さの食品でも、細かく切って蒸せば栄養成分の損失量は大きくなり、塊のまま蒸せば小さくなります。

なお、蒸し料理では食品に接する水の量が少ないのでアクなどの不快な味やにおい成分はそのまま残ります。タケノコのようにアクのあるものには適しません。

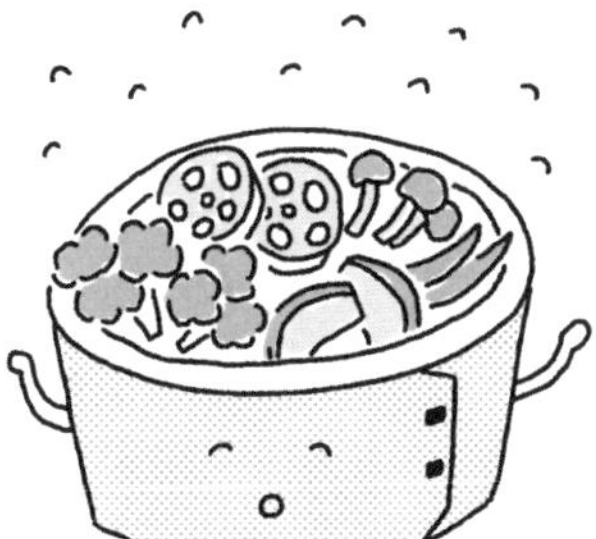

Q67

加熱のこつ

素揚げと天ぷらなら、天ぷらのほうがおトク
揚げ野菜――栄養をトクするこつは？

「揚げる」という調理過程では、食品の表面で水分が蒸発し、その一方、水が抜けた部分に油が入り込むという水と油の交代現象が起こっています。

〝ベタッとして油っぽい揚げものはエネルギー量（カロリー）が高そう〟というイメージがありますが、実際には食べた時にカラッとしているものほど衣が油を多く吸っており、エネルギー量は高くなります。揚げものがベタッと重く感じられるのは、素揚げの場合には食品表面の水分が、天ぷらの場合には衣の水分が十分に蒸発せずに残っており、その周囲に油がまとわりついているためです。

調理中のビタミン破壊は少ない&ビタミンEがとれる

とかく揚げものというと、栄養のことよりもエネルギー量を気にする人が多いようですが、油はたんにエネルギー量が高いだけの食品ではありません。油にはビタミンEが豊富に含まれているため、揚げものを食べると、ビタミンEをとることができます。ちなみに揚げものが油を吸う量は衣が厚い（多い）ほど増えます。素揚げよりも天ぷら、天ぷらよりもかき揚げのほうが吸油量は多く、その分だけビタミンEをとれることになります。

揚げものの温度帯は一般に120～200℃と高温ですが、加熱時間が短いためにビタミンなどの破壊はそれほど多くありません。ただし食品が油に浸っている状態なので、食品に含まれる脂溶性のビタミン（ビタミンA、ビタミンD、ビタミンE、ビタミンK）やβカロテンの一部が油に溶け出すので、これが損失につながります。

ニンジンの素揚げvsかき揚げ、かき揚げのほうが栄養損失は少ない

細切りにしたニンジンを素揚げすると、その広い表面積（切り口）から、βカロテンなど健康に役立つ成分の一部が油に溶け出して失われます。けれども、天ぷら衣をつけてかき揚げにすれば、栄養素の損失はほとんどないでしょう。食品が厚い衣におおわれていて揚げ油に直接触れないからです。

ほかの野菜や野菜以外の食材でも同様のこと――素揚げよりも天ぷらなどの衣揚げのほうが栄養損失は少ない――がいえます。なお、油で揚げることで食品に油が付加されるため、素揚げでも衣揚げでも、野菜に含まれる脂溶性のβカロテンやビタミン類の体内での吸収率が高まります。

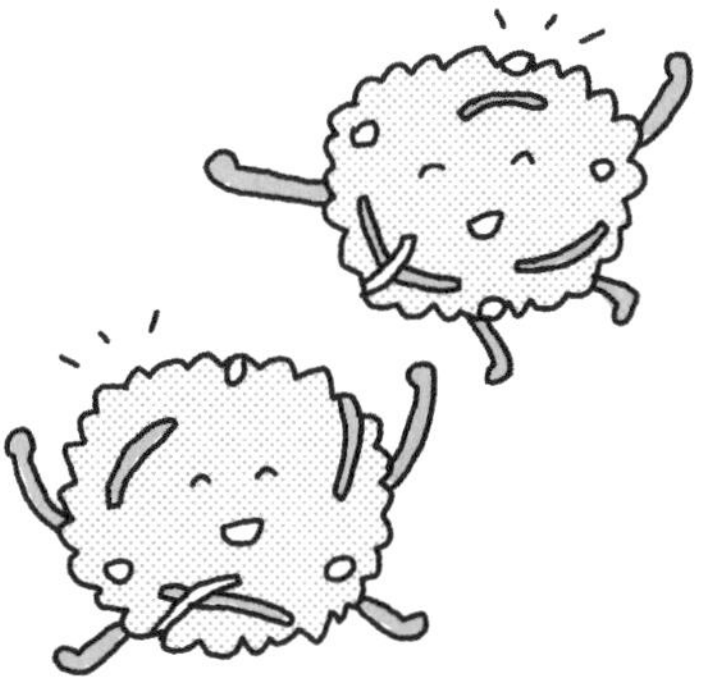

Q68

加熱のこつ

炒め野菜——栄養をトクするこつは？

野菜炒めをあんでとじれば、栄養をむだなくゲット

「炒める」という調理法は、油脂をひいた鍋やフライパンで食品をかき混ぜながら加熱する方法です。

油によって脂溶性ビタミンの吸収率が高まる

「炒める」の過程では、鍋と油脂の両方から熱が伝わるので、食品の表面では揚げものと同じように水と油の交代現象が起こり、食品は油の膜でおおわれます。油が加わることで、エネルギー量（カロリー）が高くなる一方、油に含まれる健康効果を示す成分（ビタミンE、オリーブ油ならポリフェノールやβカロテンなど）をとることができます。また、脂溶性ビタミン（ビタミンA、D、E、K）やβカロテンの吸収率が油の作用で高まります。

野菜をさっと手早く炒めると適度な歯ごたえが残りますが、細胞があまり破壊されないため、煮もののようにやわらかく仕上げた場合に比べると細胞内の成分が外に出にくく、腸での栄養成分の吸収率は煮ものに比べて若干劣ると考えられます。

逆に、長く炒めた場合には、細胞が破壊されて栄養成分の吸収がよくなりますが、食品から水分が流れ出るため、水溶性のカリウム、ビタミンB群、ビタミンC、アミノ酸などの一部が失われます。その場合には、デンプン（小麦粉、片栗粉、くず粉など）でとろみをつけて「あんとじ」にしたり、春雨などを加えて出てきた水分を吸わせれば、栄養成分の損失が抑えられます。

なお、炒めものをして焼き色がついた場合には、抗酸化物質（メラノイジン）が加わります（Q69 **焼き野菜——栄養をトクするこつは？** 参照）。

Q69
加熱のこつ

焼き野菜——栄養をトクするこつは？

褐色の焼き色は、抗酸化物質のメラノイジン

「焼く」という調理法には、①鉄板やフライパンなどの調理道具から伝わる熱（伝導熱）で加熱する方法、②炭火やガス火にかざしてその放射熱（輻射熱）で食品を直接加熱する方法、③オーブンのように庫内のヒーターからの放射熱と高温空気からの対流熱、食品を置いた天板からの伝導熱で加熱する方法があります。

いずれの場合も、食品を空気（酸素）中で比較的長い時間高温で加熱するため、ビタミンの分解や酸化が起こり、これが栄養面での損失になります。抗酸化ビタミン（βカロテン、ビタミンC、ビタミンE）の抗酸化力は時間が長いほど、高温であるほど失われます。

褐色の焼き色は、抗酸化物質のメラノイジン

焼く過程において、食品の表面温度が上昇してくると水分が蒸発し、100℃を超えるとその部分で化学反応が急速に起こって褐色物質がつくられます。これが食品表面に集まった状態が、「焼き色」や「焦げ」です。

野菜をはじめ食品を焼いた時に生じる焼き色の多くは、糖とアミノ酸が反応するアミノ・カルボニル反応（メイラード反応）によるもので、その結果つくられる褐色物質メラノイジンは、近年、抗酸化物質であることが明らかにされています。

焦げには、健康に有害とされる成分も

一方、加熱にともなって起こる化学反応によって、健康にとって有害とされる物質が生じることも知られています。〝食品の焦げには発がん物質がある〟という言説をよく聞きますが、それがアクリルアミドです。

アクリルアミドは、野菜やいも類に含まれることの多い特定のアミノ酸（アスパラギン）とブドウ糖などの還元糖（＝化学反応を起こしやすい糖）が高温（120℃以上）で化学反応を起こすことで生まれます。

できれば避けたい成分ですが、たまのバーベキューなら気にするほどのことはありません。神経質になりすぎて焼き野菜や揚げ野菜、炒め野菜を避ければ野菜の摂取量が減りがちになって、健康にはかえってマイナスです。日常的に焼き野菜や素揚げ野菜を食べるので気になる、という場合は、次の対処方法でアクリルアミドの生成量を減らすことができます。①焦げすぎないようにする、②焼く前に水でさらす（生成量が半分になる）、③焼く前にゆでる（生成量が1割程度になる）。

ワンポイント

野菜を焼くと、甘く、おいしくなる

アスパラガスやキャベツなどを焼くと、甘味やうま味を強く感じます。焼くことで野菜から水分が抜けて糖分やうま味成分が濃縮されるうえ、熱で破壊された細胞の中から糖分やうま味が出て、舌の味蕾（みらい――味を感じる器官）に触れやすくなるためです。

ニンジンや長ネギなどの野菜は焼くと酵素のはたらきでグアニル酸（うま味成分）が増えるため、うま味が強まります。とくにナスとトマトは生成量が多く、「焼くとおいしい野菜」の代表といえます。

Q70

加熱のこつ

電子レンジ加熱は、栄養的にはどう？

栄養損失が少ない。アクの少ない野菜は、ゆでるよりもレンチン！

電子レンジは、マグネトロンという装置で発生させたマイクロ波を食品に吸収させ、食品自体を発熱させて加熱する調理機器です。

ゆでる、煮る、蒸す、焼く、揚げる、炒めるなどの加熱方法では、熱源から食品表面に熱が伝わるため、食品の中心が加熱されるまでに時間がかかります。けれども、電子レンジ加熱ではマイクロ波が直接食品の内部に侵入して熱に変換されるため、食品の温度はきわめて早く上昇し、短時間で加熱することができます。

マイクロ波はおもに食品中の水分に吸収されるため、電子レンジ加熱では食品の温度は基本的に100℃までしか上がりません。仕上がりや栄養面での特徴は「蒸す」に近い調理法といえ、栄養成分の損失はあまりありません。損失するのは、食品から蒸発した水分が水滴になって流れ落ちる際にその水滴に溶け込む水溶性成分と、熱で破壊された細胞から直接流れ出す成分だけです。ただし、塩分を含む調味料をふりかけて加熱した場合には、塩の脱水作用により食品から出る水分が多くなるため、その分水溶性成分の損失は大きくなります。

アクの少ない野菜（小松菜、ブロッコリー、キャベツ、もやしなど）はたっぷりの水でゆでるより電子レンジ加熱のほうが栄養成分が多く残ります。

[調理法別キャベツのビタミンC残存率]

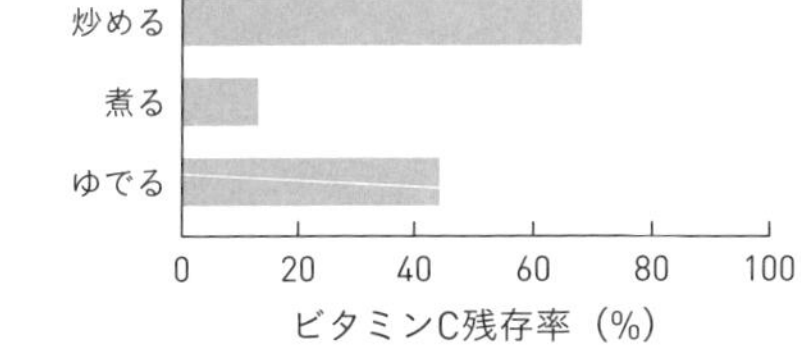

参考文献：山口智子ほか（2007）. 日本調理科学会誌, 40, 127-137.

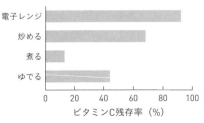

野菜のGABAは加熱すると増えるってホント？

ストレス解消の機能性成分、GABAを増やす加熱法がある

野菜を加熱すると、ストレス解消に役立つGABA《ギャバ》（Gamma-Amino Butyric Acid γ《ガンマ》アミノ酪酸）が増えることが明らかになってきています。

GABAは中枢神経系において興奮系ホルモン（ノルアドレナリン）の分泌を抑える作用を示します。これが血圧上昇を抑えたり、抗ストレスにはたらくのです。

ではなぜ、加熱すると野菜のGABAが増えるのか？――それは、野菜が本来もつ酵素のはたらきによるもの。ただし、野菜の種類によって酵素の活性が異なるのでGABAの増加量は野菜それぞれで異なるうえ、GABAは水溶性なので、小松菜やホウレン草のような青菜をたっぷりの水でゆでた場合には、増えるどころか本来もっていたものまでが水中に溶け出したりします。

また、電子レンジ加熱の場合は、「焼く」や「蒸す」に比べてGABAの量は増えません。野菜の温度が急激に高まるため、酵素がはたらく時間が十分にとれないからです。

下のグラフはニンジンのGABAの量が調理法の違いでどう変わるかを比較したものです。ゆでると生よりも大幅に減り、オーブンで焼くと生よりも増え、60℃（酵素がよくはたらく温度）で蒸した場合は3・9倍にまで増えています。

[調理法別ニンジンのGABA量]

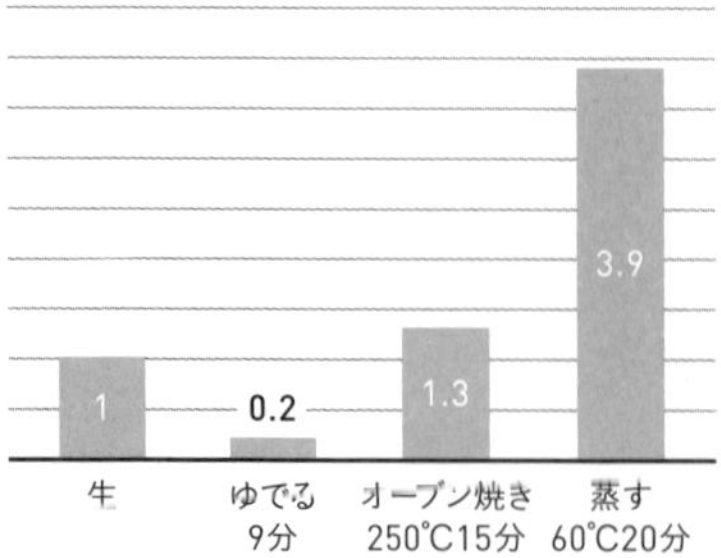

参考文献：
Ito, H. et al.(2019). J. Nutritional Science and Vitaminology, 65, 264-271.

GABAを増やすには「低温・ゆっくり加熱」

GABAは酵素のはたらきで増えるので、酵素がよくはたらく温度帯（およそ40〜60℃）を、ゆっくりと通過しながら野菜の温度が上昇すればGABAの量は大幅に増えます。逆に、この温度帯を速やかに通過した場合にはほとんど増えません。つまりGABAを増やすためのポイントは「比較的低めの温度で」「時間をかけて加熱する」ことになります。

①できるだけ大きな塊で加熱する――中心部への熱の伝わり方がゆるやかになる（内部温度60℃以下を長く保つ）

②「焼く」「蒸す」の場合は、弱火の火加減でゆっくり加熱する（温度設定が可能であれば低温で）

［ GABAをつくる温度と時間の関係 ］

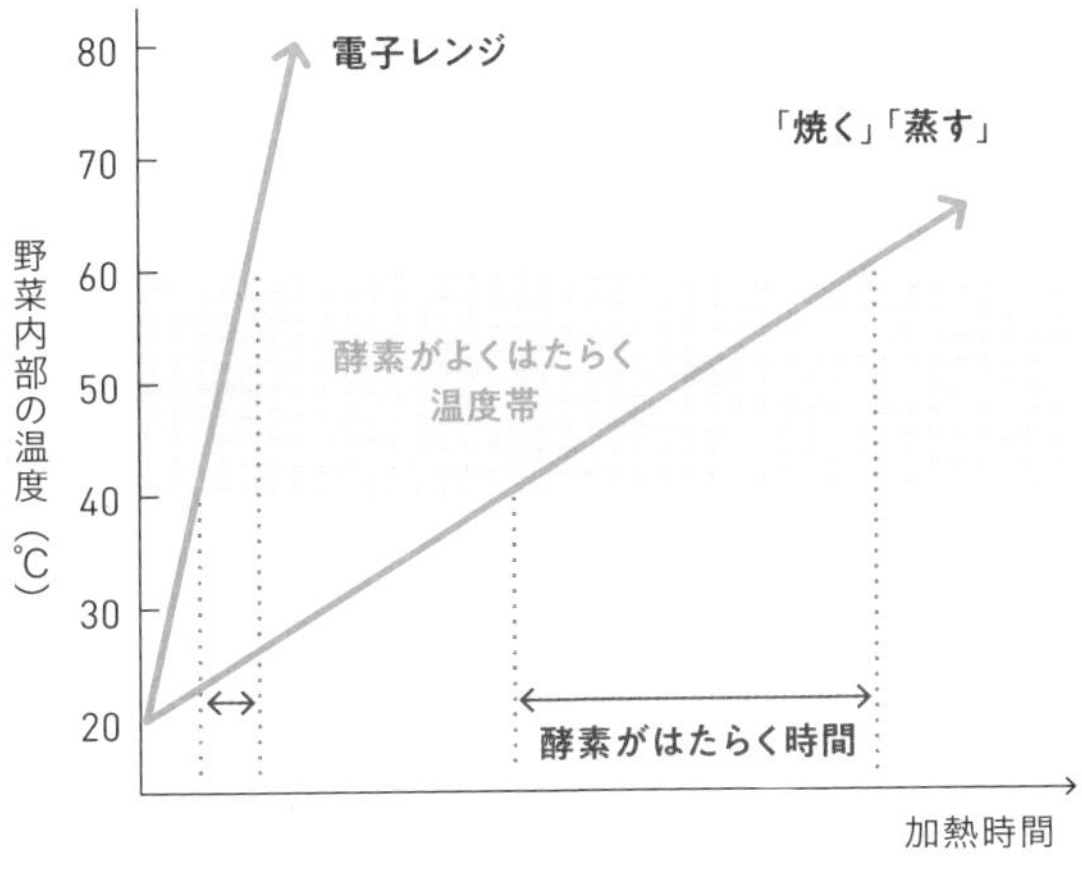

ワンポイント

サプリメント等の食品でもGABAは注目株

GABAという語をサプリメント等の食品の表示で見ることが多くなりました。多くは抗ストレスの効果を期待したものです。

たとえば機能性表示食品として認められた食品の表示例には「仕事や勉強等による、一時的・心理的なストレスの低減機能がある」「デスクワークによる一時的な精神的ストレスや、疲労感を緩和する機能がある」などがあります。また、特定保健用食品（トクホ）では「血圧が高めの方に適する」と表示された食品もあります。

Q72

加熱のこつ

じっくり焼くと、抗酸化力が大幅アップ
ナスを焼くとポリフェノールが増える？

ナスは、いわゆる淡色野菜なのでこれまで〝緑黄色野菜に比べて栄養価が劣っている〟ようなイメージがありましたが、近年の研究によれば、ナスがもつ健康効果はなかなかのもの。

ナスは抗酸化力の強い野菜

皮の深い紫色はブルーベリーで注目されている色素と同じアントシアニン色素（ポリフェノール）で、視力の改善に役立ち、また抗酸化作用があります。それ以外にもクロロゲン酸などのポリフェノールが多く含まれ、緑黄色野菜以上に免疫力を高める作用があるという報告もあります。

また、ナスを焼くとポリフェノールが増えることが最近の研究で明らかにされています。

ナスをじっくりと焼くと、ポリフェノールの量が大幅に増える

加熱のポイントは焼く時間を長くすることです。

これまでに焼き時間が長くなるほど抗酸化作用を示すビタミンCが減ることが報告されていますが、ナスの場合には焼き時間が長くなるとビタミンCは減るものの、ポリフェノールの量が増えることが報告されています。

左の**グラフ**は、250℃で厚さ1㎝のナスを焼いた時のポリフェノール量の変化です。加熱時間が5分間まではポリフェノールが減りますが、10分間以降は増加しはじめ、15分後には、生の時よりも7・4倍多くなっています。おもにポリフェノールの一部が分解され、その絶対量が増えるためと考えられています。

また、15分間焼くと、焼き色の元になる褐色のメラノイジン（抗酸化物質）や、メラノイジンに変化する前の物質（抗酸化物質）が増えます。つまり、ナスを15分以上かけて焼くと、抗酸化力がアップするということです。

ワンポイント

ナスを炒める前にレンチン。吸油量が抑えられてカロリーオフ

ナスは淡白な味わいながら油との相性のよさが格別。とはいえ油をどんどん吸い込むのでエネルギー量（カロリー）が気になる組み合わせでもあります。果肉がスポンジのような構造をしているためです。切ったナスの断面は一見乾いていますが、実際には水分を93％も含みます。ナスを焼いたり炒めたりする前に電子レンジ加熱すると、熱で細胞壁が壊れて水分があふれ、スポンジの空洞を満たします。こうなると油が入り込む隙間がなくなるため、油を吸う量が抑えられます。

［ナスのポリフェノール量に及ぼす加熱時間の影響］

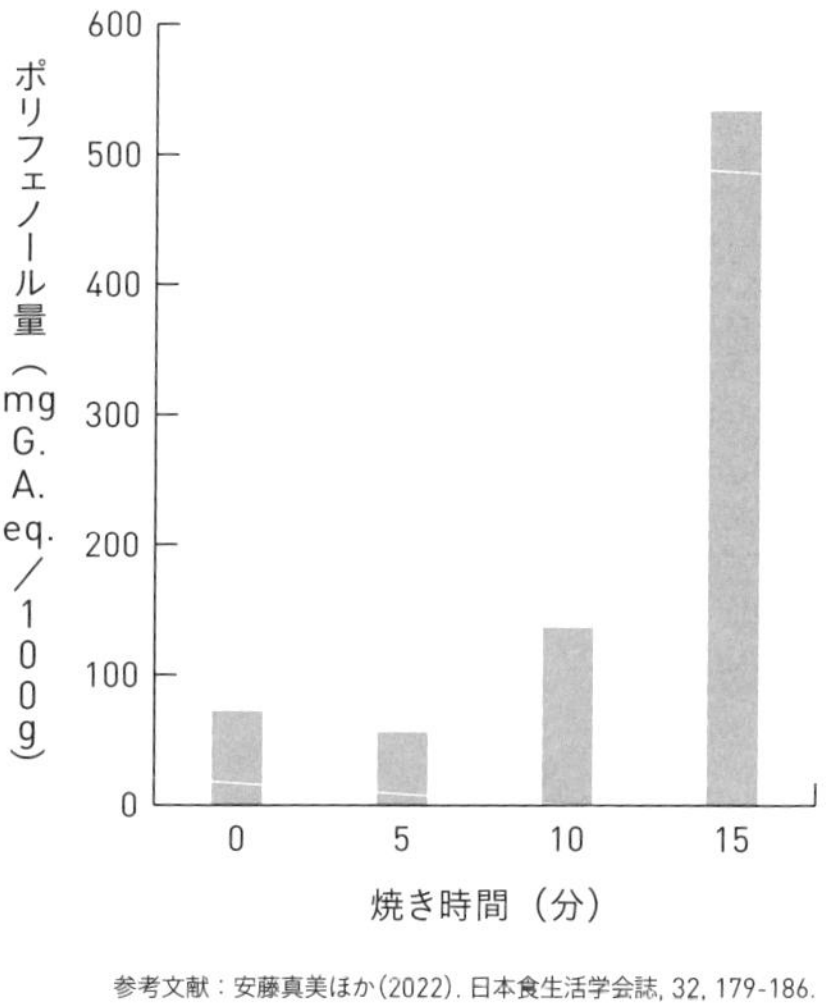

参考文献：安藤真美ほか(2022). 日本食生活学会誌, 32, 179-186.

Q73

加熱のこつ

香辛料の抗酸化力を生かす加熱とは？

長く加熱するほど抗酸化力は下がる

世界中で350種類以上あるといわれる香辛料（ハーブ、スパイス）。料理の風味づけ、臭み抜き、着色など、さまざまな目的で使われています。一般に「香辛料」と呼ばれるものは長期保存が可能な乾燥品ですが、そのなかにはニンニク、ショウガ、パプリカ、パセリ、バジルのように、生鮮時には「野菜」として食べるものもあります。

最近では各国料理のレストランや情報も増え、それまで未知であったスパイスやハーブを料理にとり入れる人が増えています。とくにベジタリアンやヴィーガンの食卓では、食材の個性を引きたて、ときにはうま味を感じさせてくれるものとしてこれらは貴重な存在。そもそも香辛料は、古来さまざまな効能を期待された〝薬〟でもあり、今でも医薬品などに利用されているものがあります。それに加え、近年、多くの香辛料が抗酸化作用を示すことがわかってきています。

なかでもクローブ、ローズマリー、オールスパイス、ターメリック（クルクミン）、セージが抗酸化作用を強く示すことが確認されており、ニンニク、ショウガ、オレガノ、タイム、ローズマリーなどはがん予防の可能性が高いことが報告されています。

香りを引き出すためには加熱が必要 しかし加熱するほど抗酸化作用は弱まる

香辛料の抗酸化作用は、加熱調理の過程で弱まります。カレーをつくる過程で香辛料の抗酸化力がどのように変化するかを調べた研究では、カレールーをつくる段階で香辛料を5分間炒めると抗酸化力が約50％低下し、ルーと具材を一緒に10分間煮込むと約20％低下することが報告されています。これは、香辛料の抗酸化力は炒める温度が高いほど、また煮込む時間が長いほど弱まることを意味します。

単純に抗酸化力のみを期待するなら、できるだけ加熱しないほうがよいということになります。ですが、スパイスもハーブも、熱を加えることによって香りが立ち、料理をおいしくしたり、食欲をそそるなどの効果をもたらします。

香辛料を加熱する際は「熱を加えるほど抗酸化力が弱まる」ことを頭の片隅に置いて、必要以上に加熱することは避けるなど、おいしさと健康効果のバランスを意識するとよいでしょう。

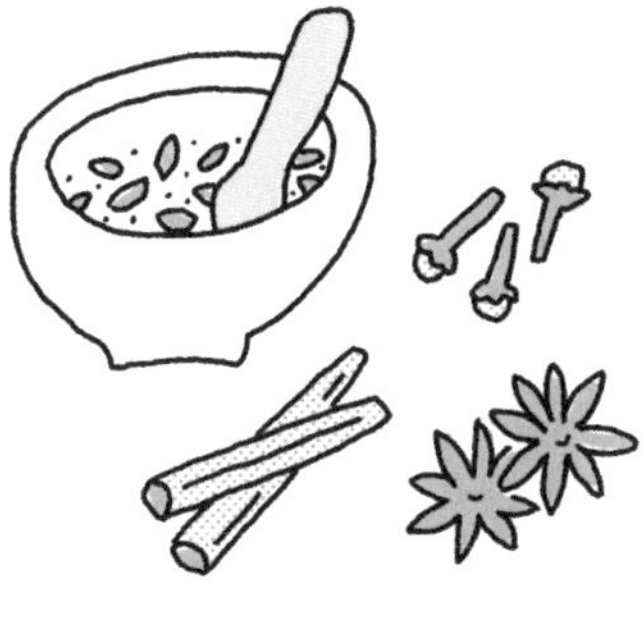

Q 74

加熱のこつ

“ビタミンCは加熱すると壊れる”ってホント？

ビタミンCは熱自体には強い。損失の原因は調理中の酸素と水

ビタミンCは熱に弱いといわれることが多いようですが、酸素に触れなければ熱には強い、ただし190℃を超えた場合に分解される……ことがわかっています。具体的に調理法別の事情をみていきましょう。

□ゆでる、煮る

加熱温度が100℃を超えることはなく、また水や汁に浸っているため酸素との接触もあまりありません。ゆでる、煮るによってビタミンCが多く失われるのは、熱でビタミンCが壊れたからではなく、ビタミンCが水溶性であるがゆえに、水や汁に溶け出すからです。

□揚げる、炒める

揚げものは、高温・短時間の加熱、かつ、油中の食品が酸素に触れにくいためにビタミンCの損失はほとんどないと考えられています。炒めものも、同じように高温・短時間の加熱ですが、炒めている間は食品がずっと空気に触れているため、若干のビタミンCの損失が生じます。**グラフ**は赤ピーマンの調理法別のビタミンC残存量で、「炒める」は、「ゆでる」よりも残存率が高いことがわかります。

□焼く

食品の種類や加熱条件によって損失の程度は変わりますが、食品が空気に触れたままの高温・長時間加熱のため、「炒める」よりも損失が大きくなります。

[赤ピーマンの調理法別ビタミンC量]

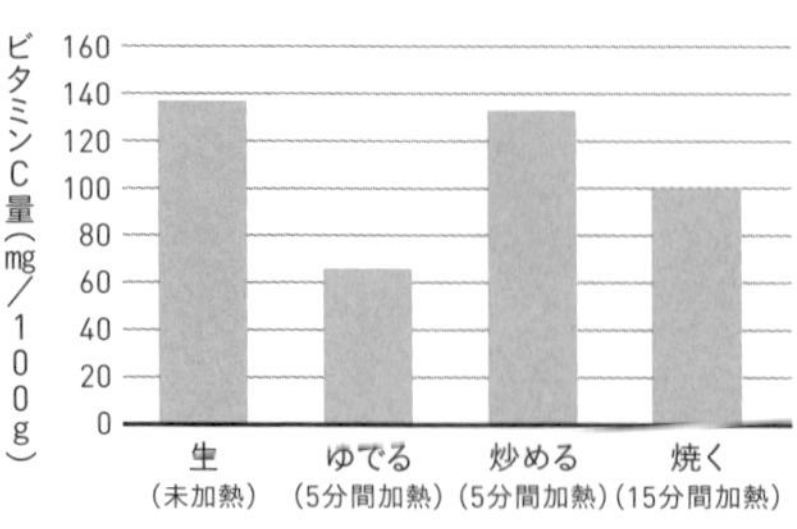

参考文献：
Hwang, I. G. et al.(2012). Preventive nutrition and food science, 17, 286-292.

Q75

切るのこつ

切り口の変色は、クロロゲン酸の酸化が原因

アクのある野菜の切り口の変色を防ぐには？

野菜を切ることで栄養成分そのものが変化するものがあります。切る、つまり細胞を切断することで切断面が酸素に触れ、野菜のもつ酵素がはたらきはじめて、色・味・香りなどに関わる成分が変化したり、ビタミンCなどがつくられたりします。ゴボウやレンコンの場合、切ってしばらくたつと切り口が茶色く変色します。

Q52（**野菜の「アク」とは何のこと？**）で、ゴボウやレンコンにはクロロゲン酸という抗酸化物質が含まれることを説明しました。切り口が変色するのは、クロロゲン酸が空気中の酸素に触れ、細胞内にある酸化酵素のはたらきで酸化され、褐色の物質に変わるためです。クロロゲン酸自体が渋味やえぐ味をもたらすいわゆるアクですが（ただし健康に役立つ成分）、これが酸化して褐変すると、〝見た目によろしくない〟ということになるわけです。

ポリフェノールは水溶性なので、ゴボウやレンコンを切ってサッと水に浸ければ、切り口表面のクロロゲン酸が水に溶け出し、変色が抑えられます。水から引き揚げてすぐに加熱すれば、ポリフェノール酸化酵素がはたらかなくなるのでもはや変色することはありません。

ただし、水から引き揚げてそのままおけば、中からまたぞろポリフェノールが切り口表面に出てきて変色します。浸け水に少し酢を加えると、この現象が抑えられます。酵素のはたらきが酢（低pH）で抑制されるからです。

ちなみに、レンコンやゴボウを酢水で煮ると白くなるのは、ポリフェノール酸化酵素のはたらきが抑えられるからというよりも、レンコンやゴボウのフラボノイド色素が酸性で無色になるためです。

Q76

切るのこつ

切ることでビタミンC量が増える野菜がある

根菜を切るとビタミンCが増えるってホント？

野菜は切られるとストレスを受けます。ストレスを受けると、野菜もヒトと同じように体内（組織内）で活性酸素が発生しますが、野菜の場合はヒトと違って、活性酸素の害から自分の身を守るために抗酸化物質であるビタミンCをつくり出します。つまり、野菜を切るとビタミンCが増えるのです。

ただし、野菜の種類によってビタミンCをつくり出す酵素のはたらき具合が異なるうえ、ストレスで消費されるビタミンCの量なども違います。ビタミンCが増えるか否かは両要因の差し引きで決まるため、結果的にすべての野菜でビタミンCが増えるわけではありません。

根菜は切るとビタミンC量が増える

大根、ニンジン、玉ネギ、そしてジャガイモやサツマイモ(*)などの根菜類は、切って1〜2日くらいまでは時間とともにビタミンCが増えることが確かめられています。根菜を切った2日後のビタミンC量を測定した実験によると、玉ネギ、ジャガイモはなんと2・1倍に増えています。

なお、小さめに切った根菜類は室温（20℃〜25℃）に置くほうが冷蔵庫（4℃）に入れるよりもビタミンCが増えます。冷蔵庫に入れると低温がストレスになってビタミンCが消費されるからです。

キャベツは切るとビタミンCが減る

キャベツはせん切りにするとビタミンCが減ります。切ったまま室温（30℃）に置くと2日後には15％ほど減少しますが、冷蔵庫（4℃）で保存すれば減少量は5％

に抑えられることが確かめられています。切らずに丸のまま冷蔵保存した場合には、減少量がさらに抑えられます。

＊ジャガイモやサツマイモは、栄養学的には野菜ではなく、「いも類」に分類される。

ワンポイント

カレーや肉じゃがの野菜は、前日に下処理するとよい

根菜は切った後1〜2日目まではビタミンC量が増えていく——であれば、根菜中心の料理をつくる場合、ニンジン、玉ネギ、ジャガイモなどは、前日にそれぞれの料理に適した大きさに切っておき、翌日調理すれば、調理の直前に切るよりも栄養価は高くなります。ただしその際、低温環境にあるとストレスがかかってビタミンC量が増えないので、できれば20〜25℃で保存すること。また、ビタミンCの増加量は、野菜を小さく切るほど多くなると考えられます。

[切断2日後のビタミンC量の変化]

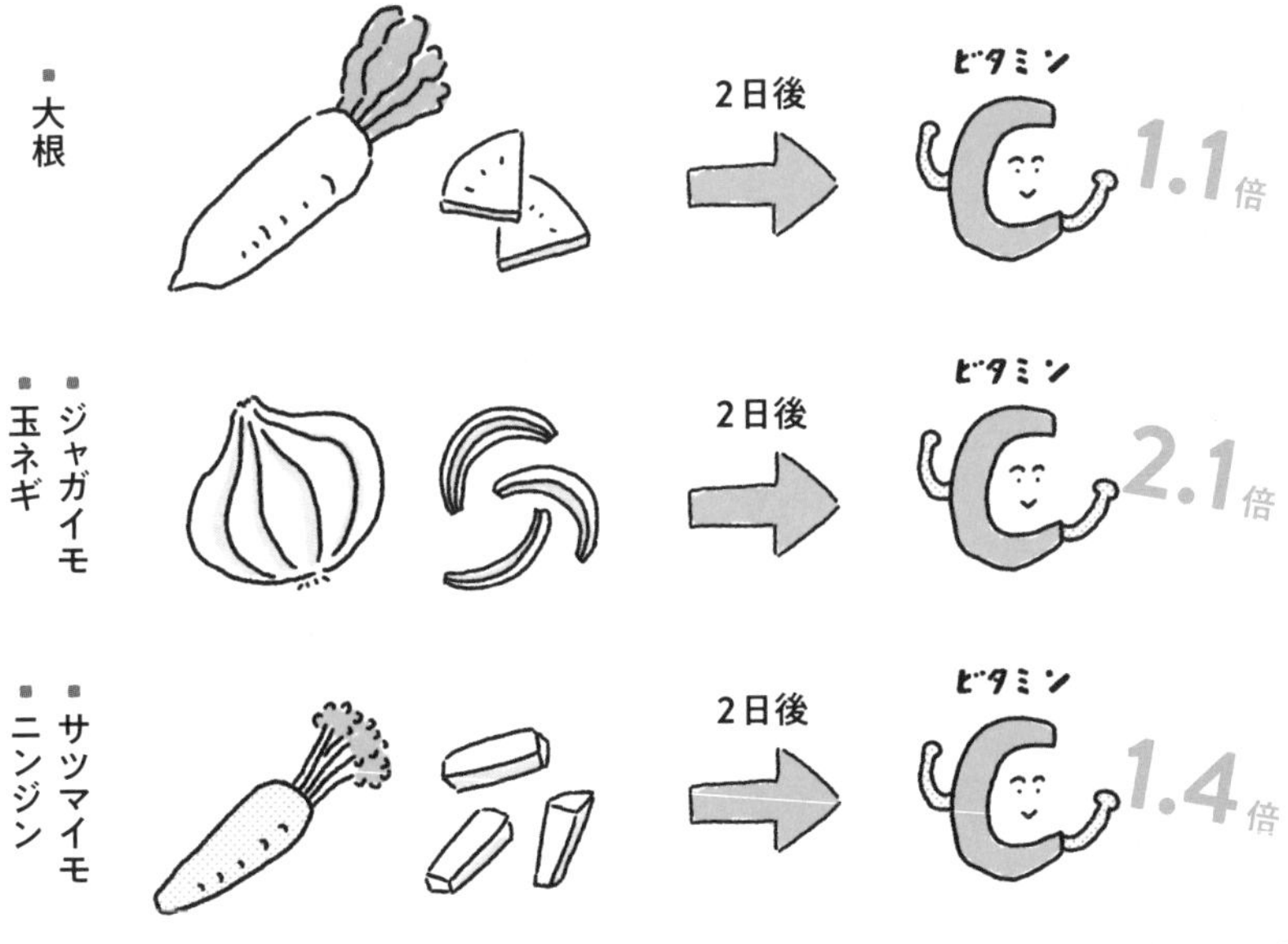

参考文献：大羽和子(1990), 日本家政学会誌, 41, 715-721.

Q77

切るのこつ

オニオンスライスの血液サラサラ効果を上げる切り方は？

抗酸化物質を増やすには「繊維に対して直角に」

オニオンスライスには「血液サラサラ効果がある」ということが、よく知られるようになってきました。この効果は、玉ネギの辛味成分と結びついています。

生の玉ネギの辛味成分＝硫化アリル類（含硫化合物）

辛味の元は、イソアリインという硫化アリル類（Q36含硫化合物とは？　参照）で、そのままでは辛味はありませんが、切って細胞が壊れると酵素がはたらいて、辛味をもつ成分、ツンとした刺激のある揮発性成分など、さまざまな成分に変わります（玉ネギを切ると涙が出るのはそのため）。これらには抗酸化作用があり、血栓をできにくくするなど生活習慣病の予防に役立つはたらきがあります。

玉ネギの細胞が壊れば壊れるほど辛味成分は多くつくられ、その分抗酸化力も強くなります。

切り方によって抗酸化力が変わる

玉ネギは頭部から底部にかけてタテに繊維が走っています。この繊維に沿って、タテ長の細胞が並んでいます。繊維に沿って平行に切るよりも、繊維に対して直角に切るほうが多くの細胞が切断され（＝細胞壁が壊れ）、辛味は強くなり、抗酸化物質の量は多くなります。

ちなみにその量が最大に増えるのは、切ってから10分間程度たった時点です（同様の含硫化合物をもつニンニクの研究によると、抗酸化物質の量が最大になるには最低10分間以上の放置が必要と報告されています）。ただし、抗酸化物質は増える一方で揮発しやすいため、時間がたてば減る量も多くなります。

また、この成分は水溶性です。オニオンスライスを水にさらして辛味抜きをするのはそのためですが、同時に、抗酸化力は弱まってしまいます。また、ほかの水溶性の栄養成分も一部抜けてしまいます。

要は、「辛味のあるオニオンスライスほど、抗酸化力は強い」ということです。抗酸化力を最大限に生かしたければ、①繊維に対して直角に切る、②できるだけ薄く（それだけ細胞が壊れて酵素がはたらく）、③水にさらさない（抗酸化物質の流出を防ぐ）、④長置きしない（食事の準備の最後にスライスすれば、食べる頃には抗酸化物質が増えるちょうどよいタイミング）――がポイントです。

［ 玉ネギの繊維の方向と切り方 ］

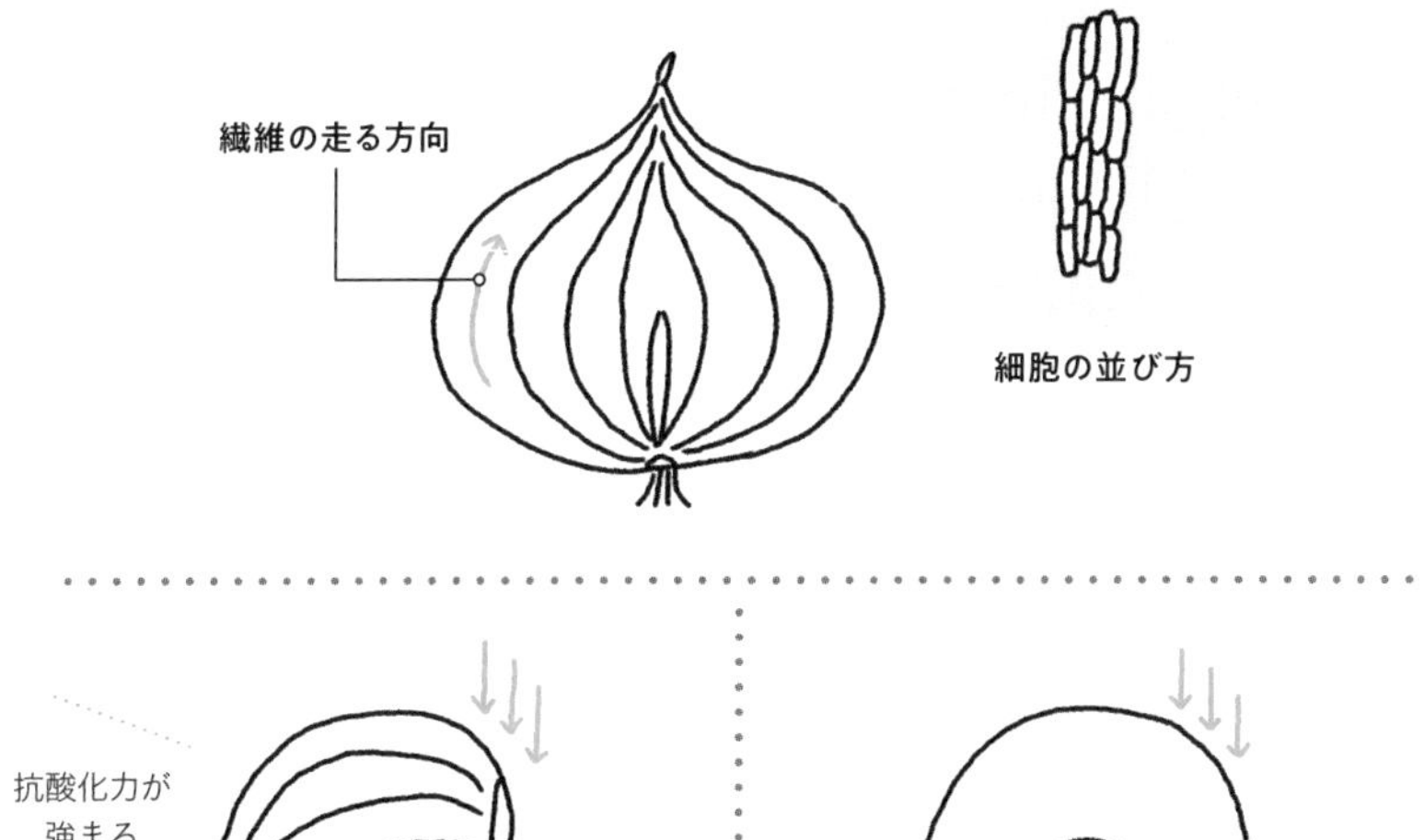

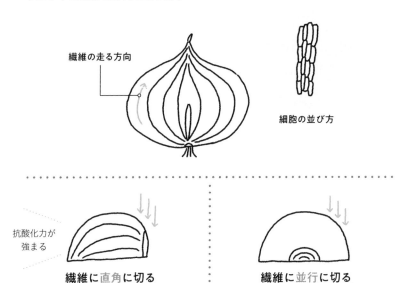

Q78

切るのこつ

玉ネギを短時間に煮くずす切り方は？

繊維に対して直角。トロトロに煮込むとうま味も栄養効果も高まる

玉ネギは糖分を多く含みます。またネギ属特有のツンとした辛味やにおいの元である含硫化合物にはうま味を強める効果があります。

玉ネギを「じっくり焼く」「じっくり炒める」「じっくり煮込む」と、料理に甘味やうま味が加わるのはこのためです。その際、形がなくなるほど煮くずせば、細胞から栄養成分がより多く溶け出して、煮汁のうま味が増すだけでなく栄養効果も高まります。

玉ネギを薄切りやくし切りにする際は、繊維に対して直角に切って繊維を短くすれば、この煮込み時間を短縮することができます。

ちなみに煮くずれは、加熱によって野菜の不溶性食物繊維（糖分子が数珠のように長くつらなった長い鎖状の食物繊維）の一部が切れ、短い鎖状の水溶性食物繊維になることで起こります。水溶性食物繊維は水分を吸うと粘りが出て、その粘りが腸内で糖や脂肪の吸収を抑える効果をもたらします。

また、水溶性食物繊維は腸内細菌のうち善玉菌（ビフィズス菌や乳酸菌）のエサとなり、腸内環境を整えることにも役立ちます（Q11 **お腹の調子を整えるにも野菜が大切？** 参照）。

玉ネギに多く含まれるフラクトオリゴ糖は腸内で善玉菌の増殖をとくにうながします。たっぷりの玉ネギをトロトロに煮込んだ料理をつくれば、腸内環境を整えることにも役立つというわけです。

Q79

切り方のこつ

野菜の消化酵素を生かす食べ方は？

大根、カブ、ヤマノイモのデンプン分解酵素は「すりおろす」で活性化

ご飯を口の中で噛み続けると甘味がでてきます。これは唾液に含まれるアミラーゼ（古くはジアスターゼ）と呼ばれる消化酵素（デンプン分解酵素）がデンプンを糖（麦芽糖）に変えるためです。

大根やカブ、ヤマノイモにはこのアミラーゼが含まれています。

大根おろしを食べると胃がすっきりする（胃もたれしない）のは、一緒に食べたデンプンの消化を大根に含まれるアミラーゼが促進してくれるから。大根おろしで「からみ餅」にすると、餅だけを食べるよりも消化が助けられ、胃への負担が軽くなるのもこのためです。

アミラーゼは細胞の中に含まれているので、すりおろして細胞を破壊してこそ活性化します。

また、アミラーゼは温度が60℃を超えるとはたらかないので、大根おろしもヤマノイモのすりおろしも、生のまま食べるのが正解。大根おろしの場合は、おろし汁にもアミラーゼが含まれるので、汁も一緒に食べることがポイントです。

汁にはアミラーゼだけでなく、高血圧の予防・改善に役立つカリウム、抗酸化物質で免疫力アップに役立つビタミンC、がん予防が期待できる辛味成分のイソチオシアネートなど、健康に役立つ成分が豊富に含まれています。大根おろしが水っぽくなるからといって、汁を絞って捨ててしまうと栄養的には大きな損失になります。

［ 野菜のアミラーゼ活性 ］

参考文献： 加藤陽治ほか（1993）. 弘前大学教養学部教育研究紀要, 17, 49-57.

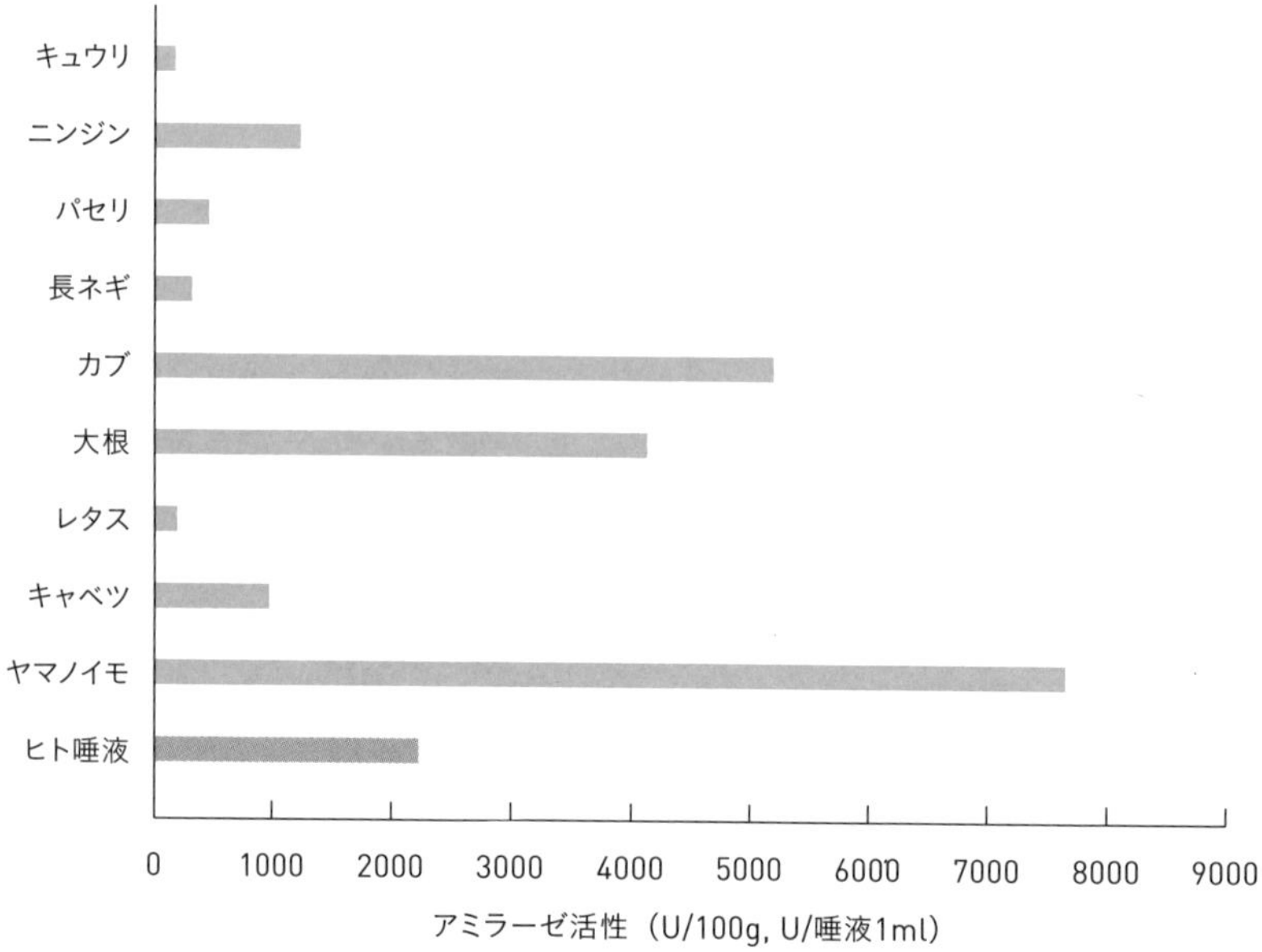

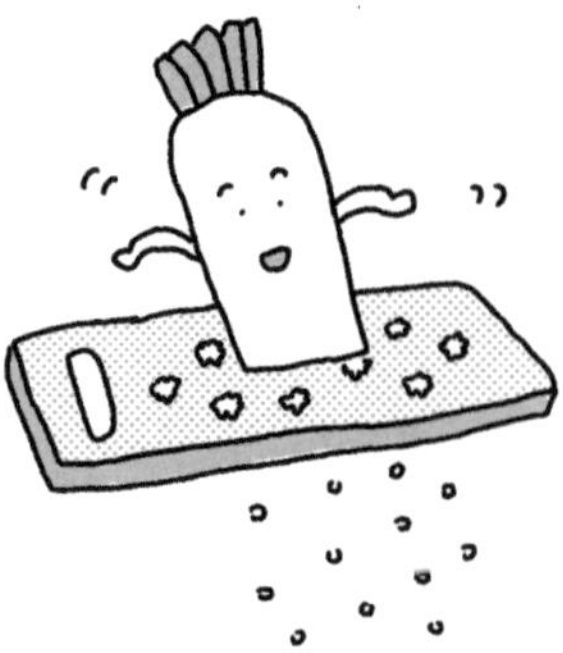

ワンポイント

大根おろし、汁まで食べる方法

大根おろしをちょっと傾けるだけで全体の重さの約1割、軽く水気を切れば、2〜3割分の汁を捨てることになります。栄養たっぷりの汁を捨てたくはないけれど、水っぽいままでも食べにくいもの。そこでおススメしたいのが麩（ふ）をおろし金やミキサーなどで細かくして大根おろしと混ぜる方法。汁を吸って膨らんだ麩は、見た目には淡い色がつくものの、味や口当たりは大根おろしそっくりになり、汁まで余さず食べられます。

Q80

保存のこつ

トマトのリコピンを増やすこつは？

適温で追熟させると赤みが増し、リコピンが増える

未熟なトマトの緑色はクロロフィル（葉緑素／色素成分）によるものですが、トマトが熟してくるとクロロフィルが分解されて緑色が消えていく一方で、リコピン（赤の色素成分）がつくられて赤くなります。リコピンには強い抗酸化作用があり、リコピン量が増えてくるとトマトの赤みが増し、抗酸化力が強まります。

トマトがリコピンをつくり出すのは、紫外線を浴びたり光合成をしたりすることで発生する活性酸素から自分の身を守るためです。収穫後に呼吸などで発生した活性酸素も、やはりリコピンが無害化します。

トマトは保存中にも追熟が進んでリコピンが増えますが、保存温度が高いほど追熟が早くなるわけではなく、19～24℃が適温です。30℃以上の高温や10℃以下の低温では追熟は進みません。また、赤くなると甘味が増すような気がしますが、実際には糖の量は収穫時にほぼ決まっており、その後に増えることはありません。甘味が増えたように感じるのは、追熟の過程でクエン酸などの酸が減るため、相対的に甘味を感じやすくなるからでしょう。

室温が30℃以下なら、買ってきたトマトをそのまま室内に置いておけばリコピンがどんどん増えて赤く染まっていき、それだけ健康効果が高まることになります。ただし、ある程度赤くなったらそれ以上追熟が進んでやわらかくならないよう、赤いトマトは冷蔵庫の野菜室（5～8℃）で保存するとよいでしょう。

Q81

保存のこつ

基本は「低温」。野菜の呼吸を抑えること
野菜保存のポイントは？

低温で保存する

野菜は収穫後も生きています。保存中もヒトと同じように呼吸して酸素を取り込み、これを使って糖などの栄養素を分解してエネルギーをつくり出し、生命活動を維持しています。その過程で糖やアミノ酸、ビタミン類は減っていきます。この損失を少なくする第一のポイントは、保存温度を低く保って呼吸を抑えることです。

さまざまな温度条件で保存したサラダ菜の栄養素の量を測定した結果から、温度が低いほどビタミンCや糖の損失が少なくなることが明らかにされています。

ポリ袋に入れて、低酸素状態をつくる

野菜の呼吸を抑えるための第二のポイントは、「低酸素、高二酸化炭素の状態」をつくることです。それにはポリエチレン製の袋（以下、ポリ袋）に入れることが効果的。野菜の呼吸によって袋内の酸素は減り、二酸化炭素の濃度が高くなりますが、ポリ袋はわずかに空気を通すので野菜が〝窒息〟することなく、低酸素の状態が維持されます。

ただし、野菜保存専用ではない普通のポリ袋に野菜をじかに入れると、呼吸とともに水分が出て結露し、野菜が傷む原因になります。その場合は野菜が水分に触れないよう、キッチンペーパーや新聞紙で包んでからポリ袋に入れると、腐敗菌の繁殖が抑えられ、保存できる期間が長くなります。

また、呼吸で水分が出ていくとしなびてしまう葉物野菜は、湿らしたキッチンペーパーなどで包んで、さらに

ポリ袋に入れて（またはラップフィルムで包んで）冷蔵庫で保存すれば、比較的長く保存でき栄養素の損失を抑えられます。

低温障害を起こす野菜もある

野菜の冷蔵保存の基本は低温ですが、なかには低温に弱い野菜もあります。

ナスを低温保存すると、まず見た目につやがなくなり、2〜3日もするとピッティングと呼ばれる茶色のくぼみが現れ、そこから徐々に腐っていきます。これは低温障害と呼ばれる生理的な障害で、温かい環境で育った野菜が低温下で代謝異常を起こした時にみられる現象です。ナスのほか、キュウリやピーマン、サツマイモ、サヤインゲン、トマト、オクラ、ショウガなどが低温障害を起こしやすい野菜です。これらは冷蔵庫に入れずに、ポリ袋に入れたりラップフィルムで包んで日の当たらない場所に置くほうが日持ちはしやすくなります。とはいえ、室温が高くなる夏場や、寒冷な土地で屋内でも野菜が凍ってしまうような場合は冷蔵庫に入れたほうが安心です。

保存中は「生長中と同じ姿勢」で？

野菜を冷蔵庫で保存する時の置き方は、①立てる、②横に寝かせる、③逆さにする——どれが正解でしょう？実験では①でも②でも③でも、重さや色、ビタミンC量、外観、食べた時の好ましさに差がないことが確かめられています。ただし、室温の場合は、生長中と異なる姿勢で置くと糖が減り、ストレスのためにガス状の成熟ホルモン（エチレン）が多く発生して傷みやすくなります。室温では野菜が育つ時の姿勢で保存するのが正解です。

果物と一緒に置かない

バナナ、リンゴ、アボカドなどはエチレンを多く発生します。このホルモンは果物を成熟させますが、野菜には老化を促進する作用を示します。その影響を受けやすいホウレン草、キャベツ、ブロッコリー、レタス、キュウリなどにエチレンが触れるとすぐに黄色くなり、傷みはじめるので、これらの果物を冷蔵庫に入れる時には個別にポリ袋に入れ、口をしっかり閉めます。

Q82
保存のこつ

冷凍自体で栄養価は変わらない。問題は解凍時のドリップ

野菜の冷凍保存のポイントは？

野菜の栄養素は、冷凍しても基本的に保たれます。ただし冷凍した野菜を解凍する際に、ドリップ（水分）が出ます。冷凍によって野菜の細胞壁が壊れる（細胞内の水分が凍って体積が増えるため）ことで、細胞外に出てきた水分です。これに水溶性のアミノ酸、カリウム、ビタミン類などが含まれており、水分ごと料理にとりこまない限り、栄養成分の損失につながります。

細胞壁の壊れ方の度合いは冷凍方法によって異なり、それによってドリップ量も変わります。解凍後のドリップ量を抑えるための工夫はふたつあります。

「小分け」して凍結にかかる時間を短縮する

ひとつは急速冷凍です。水が凍って氷になる際、氷の結晶がもっとも大きくなる温度帯はマイナス1℃～マイナス5℃です。ここをできるだけ早く通過させると結晶は小さくなり、細胞破壊のレベルが抑えられる、つまり、結果としてドリップ量を小さくできることがわかっています。

家庭の冷凍庫の温度帯は、マイナス18℃以下です。業務用の急速冷凍装置はマイナス30℃以下で急速冷凍できますが、家庭の冷凍庫で少しでもこれに近づけてドリップを抑えるためには、野菜の体積を小さくして（小分けする）できるだけ早く凍結させることです。熱の伝わりがよい金属性バットにのせることも効果的です。

冷凍前のブランチングで、ドリップ防止、変色防止

ドリップを抑えるもうひとつの方法はブランチング（必要最小限の加熱処理）です。軽くさっと加熱する（蒸す、

ゆでる、電子レンジなど）ことで組織の柔軟性が増し、氷の結晶が組織を圧迫した際の組織の損傷が軽減されるのです。

ブランチングには野菜の品質劣化を抑える効果もあります。野菜に含まれる酵素（ポリフェノールを酸化して変色させるなど）の多くが、60℃を超えるとはたらかなくなるため、解凍後の変色などを防ぐことができます。とくに、解凍してそのままサラダなどに使う野菜やアクの強い野菜は、冷凍前にブランチングするとよいでしょう。

解凍せずに加熱調理すれば、ドリップの考慮は不要

最初に述べたように、冷凍しても野菜の栄養素自体は基本的には保たれています。

とくに、解凍せずに加熱調理をする予定の野菜であれば、ドリップを気にすることはありません。洗った野菜を調理しやすい大きさに切って冷凍し、「解凍せずに」そのまま加熱することをおすすめします。ドリップ分の栄養もそのまま料理に加わり、細胞が壊れているのですぐに火が通って、とても簡単です。**Q17（野菜を冷凍庫に――栄養的にはどう？）**で説明しているように、「1日350g以上」の野菜を無理なくとるために、冷凍は活用できる方法です。

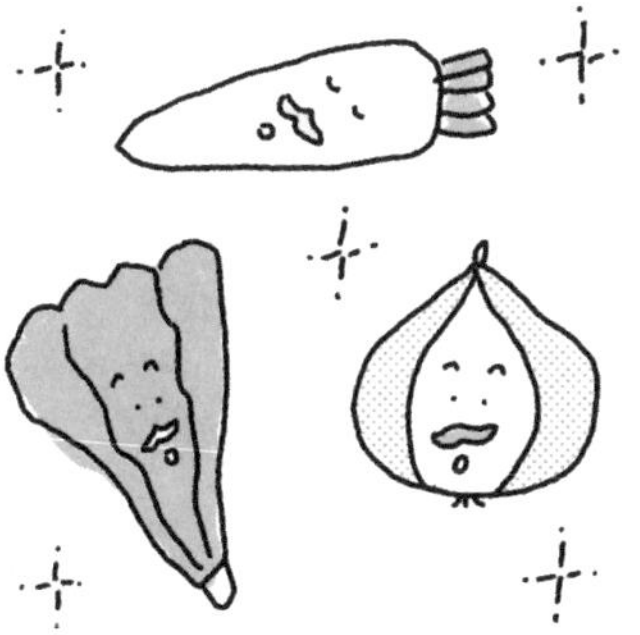

Q83

保存のこつ

生シイタケもヒラタケも日光に当てるとビタミンD量が増える

キノコのビタミンD量を増やすこつは？

植物性食品のなかでビタミンDを含むのはキノコのみ。キノコは分類上は「野菜」ではありませんが、ここでそのビタミンDを増やすこつをご紹介しましょう。

日光を当てずに栽培したキノコにはビタミンDはほとんど含まれていません。多く含まれているのは、エルゴステロールというプロビタミンDです。プロビタミンDとは紫外線の照射によってビタミンDに変わる成分で、そのままではビタミンDとしての効力はありません。

天日干しシイタケにはビタミンDが多く含まれていま す（乾燥重量100gあたり16・8㎍）が、これはシイタケを日光に当てたことでプロビタミンDがビタミンDに変化したため。ただし、太陽光で干していない熱風乾燥のシイタケには、ビタミンDが含まれません。それでも日光に当てればビタミンD量は増えます。

乾燥したシイタケやヒラタケを日光に当ててビタミンD量の増加を調べた研究では、ビタミンD量（乾燥重量100gあたり）は乾燥シイタケの場合3時間でゼロから約0・9㎍に、乾燥ヒラタケの場合は6時間で約7㎍になり、両方とも日光に当てる時間が長くなるほどビタミンD量が増えることが確かめられています。シイタケ以外のキノコにもプロビタミンDが含まれているので、購入後に日光に当てればビタミンDが増えることがわかっています。

ほかの野菜には、干すことで栄養素が増えるものは基本的にありません。むしろビタミンのなかにはビタミンKやビタミンB_6、葉酸などのように光に弱いものが多いので、干せばビタミン類の一部が破壊されて失われることが予想されます。

各種ビタミン、ミネラル、食物繊維を多く含む
食品一覧

この栄養成分、
どんな食品に含まれている？

参考文献：日本食品標準成分表 2020年版（八訂）

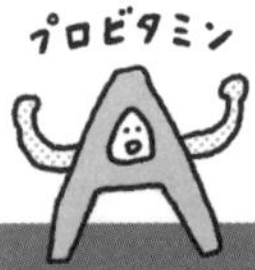

ビタミンAの多い食品

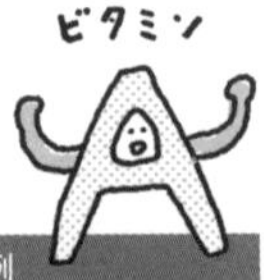

食品		100gあたり	1食分の量の参考例		
		ビタミンA μg	分量 g		ビタミンA μg
肉類	鶏レバー	14000	焼鳥串1本	30	4200
魚介類	ウナギ蒲焼	1500	1串	80	1200
	ホタルイカ	1500	4～5はい	30	450
	ギンダラ	1100	切り身1枚	80	880
	マグロ	840	刺身4切れ	80	672
卵	鶏卵	210	1個	50	105
藻類	海苔	2300	1枚	3	69
果物	メロン（赤肉種）	300	中1/8個	100	300
	スイカ	69	1/12個	550	380
野菜	シソ	880	5枚	5	44
	モロヘイヤ	840	お浸し小鉢1杯	70	588
	ニンジン	720	長さ3㎝	50	360
	春菊	380	3株	51	194
	空心菜	360	1/2束	60	216
	ホウレン草	350	お浸し小鉢1杯	70	245
	豆苗	340	1/2袋	50	170
	西洋カボチャ	330	中1切れ	60	198
	スイスチャード	310	お浸し小鉢1杯	60	186
	ルッコラ	300	10枚	30	90
	ニラ	290	1/2束	50	145
	三ツ葉	270	お浸し小鉢1/2杯	40	108
	小松菜	260	お浸し小鉢1杯	70	182
	ケール	240	お浸し小鉢1杯	70	168
	カブの葉	230	軸2本	20	46
	ワケギ	220	お浸し小鉢1/2杯	40	88
	リーフレタス	200	3枚	30	60
	小ネギ	190	6本	30	57
	菜の花	180	お浸し小鉢1杯	60	108
	チンゲン菜	170	1/2株	43	73
	水菜	110	2株	70	77
	ミニトマト	80	5個	75	60
	ブロッコリー	75	2房	65	49
	トマト	45	中1/2個	104	47
野菜ジュース	ニンジンジュース	370	コップ1杯	200	740
	ミックスジュース	77	コップ1杯	200	154

ビタミンB_1の多い食品

食品		100gあたり	1食分の量の参考例		
		ビタミンB_1 mg	分量 g		ビタミンB_1 mg
肉類	豚ひれ肉	1.32	──	80	1.06
	豚もも肉	0.98	──	80	0.78
	ボンレスハム	0.90	3枚	39	0.35
	焼き豚	0.85	2枚	50	0.43
	鶏レバー	0.38	焼鳥串1本	30	0.11
	ウィンナー	0.35	小3本	45	0.16
魚介類	ウナギ蒲焼	0.75	1串	80	0.60
	ブリ	0.23	切り身1枚	80	0.18
	サケ	0.23	切り身1枚	80	0.18
魚卵	たらこ	0.71	3切れ	27	0.19
穀類	玄米飯	0.16	茶碗1杯	140	0.22
種実類	落花生（煎り）	0.41	8さや	20	0.08
野菜	落花生	0.54	10粒	15	0.08
	グリーンピース	0.39	1/3カップ	40	0.16
	エダ豆	0.31	10さや	20	0.06
	ソラ豆	0.30	10粒	42	0.13
	芽キャベツ	0.19	大2個	40	0.08
	モロヘイヤ	0.18	お浸し小鉢1杯	70	0.13
	ブロッコリー	0.17	2房	65	0.11
	豆苗	0.17	1/2袋	50	0.09
	菜の花	0.16	お浸し小鉢1杯	60	0.10
	トウモロコシ	0.15	中1本	175	0.26
	アスパラガス	0.14	2本	40	0.06
	スナップエンドウ	0.13	10さや	50	0.07
	ニンニクの芽	0.11	5本	42	0.06
	ホウレン草	0.11	お浸し小鉢1杯	70	0.08
	レンコン	0.10	厚み1cm2枚	80	0.08
	空心菜	0.10	1/2束	60	0.06
	大豆もやし	0.09	1/2袋	100	0.09
	小松菜	0.09	お浸し小鉢1杯	70	0.06
	ちぢみ雪菜	0.09	お浸し小鉢1杯	70	0.06
	黄色トマト	0.08	5個	100	0.08
	水菜	0.08	2株	70	0.06
	緑豆もやし	0.04	1/2袋	100	0.04
野菜ジュース	トマトジュース	0.04	コップ1杯	200	0.08
	ミックスジュース	0.03	コップ1杯	200	0.06

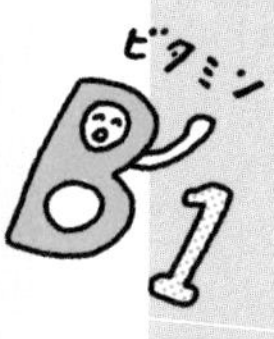

ビタミンB_2の多い食品

食品		100gあたり	1食分の量の参考例		
		ビタミンB_2 mg	分量 g		ビタミンB_2 mg
肉類	鶏レバー	1.80	焼鳥串1本	30	0.54
魚介類	ウナギ蒲焼	0.74	1串	80	0.59
	イワシ	0.43	中1尾	53	0.23
	サバ缶（水煮）	0.40	1/2缶	75	0.30
	ブリ	0.36	切り身1枚	80	0.29
	カレイ	0.35	中1/2尾	100	0.35
	サワラ	0.35	切り身1枚	80	0.28
	サバ	0.35	切り身1枚	80	0.28
	サンマ	0.27	中1尾	100	0.27
魚卵	いくら	0.55	大さじ2杯	32	0.18
	たらこ	0.43	3切れ	27	0.12
卵	うずら卵	0.72	4個	43	0.31
	鶏卵	0.37	1個	50	0.19
乳製品	プロセスチーズ	0.38	6Pチーズ2個	34	0.13
	低脂肪乳	0.18	コップ1杯	200	0.36
	牛乳	0.15	コップ1杯	200	0.30
種実類	アーモンド	1.07	17粒	20	0.21
大豆食品	納豆	0.56	1パック	50	0.28
きのこ類	シメジ	0.44	1/2パック	50	0.22
	マッシュルーム	0.29	5個	60	0.17
	エリンギ	0.22	中1本	45	0.10
野菜	モロヘイヤ	0.42	お浸し小鉢1杯	70	0.29
	菜の花	0.28	お浸し小鉢1杯	60	0.17
	ブロッコリー	0.23	2房	65	0.15
	スイスチャード	0.23	お浸し小鉢1杯	60	0.14
	ちぢみ雪菜	0.21	お浸し小鉢1杯	70	0.15
	豆苗	0.21	1/2袋	50	0.11
	ホウレン草	0.20	お浸し小鉢1杯	70	0.14
	空心菜	0.20	1/2束	60	0.12
	アスパラガス	0.15	2本	40	0.09
	水菜	0.15	2株	70	0.11
	ケール	0.15	お浸し小鉢1杯	70	0.11
	カリフラワー	0.11	大きめ3房	90	0.10
	トウモロコシ	0.10	中1本	175	0.18

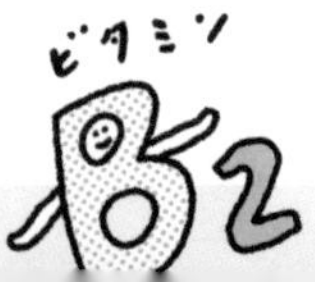

ビタミンB_6の多い食品

食品		100gあたり	1食分の量の参考例		
		ビタミンB_6 mg	分量 g		ビタミンB_6 mg
魚介類	カツオ	0.76	刺身4切れ	80	0.61
	マグロ	0.73	刺身4切れ	80	0.58
	サケ	0.64	切り身1枚	80	0.51
	サバ	0.59	切り身1枚	80	0.47
	サンマ	0.54	中1尾	100	0.54
肉類	鶏レバー	0.65	焼鳥串1本	30	0.20
	鶏むね肉	0.57	—	80	0.46
	豚ひれ肉	0.54	—	80	0.43
	牛もも肉	0.45	—	80	0.36
	牛サーロイン	0.43	—	80	0.34
穀類	玄米飯	0.21	茶碗1杯	140	0.29
	胚芽米飯	0.09	茶碗1杯	140	0.13
いも類	サツマイモ	0.20	太め1/2本	140	0.28
	ジャガイモ	0.20	中1個	110	0.22
大豆食品	納豆	0.24	1パック	50	0.12
きのこ類	ヒラタケ	0.23	1/2パック	50	0.12
種実類	ピスタチオ	1.22	20粒	11	0.13
	クルミ	0.49	5粒	30	0.15
果物	バナナ	0.38	1本	100	0.38
	アボカド	0.29	小1個	120	0.35
	マンゴー	0.13	小1個	150	0.20
野菜	ニンニク	1.53	1かけ	10	0.15
	赤ピーマン	0.37	1/2個	63	0.23
	モロヘイヤ	0.35	お浸し小鉢1杯	70	0.25
	クワイ	0.34	3個	45	0.15
	ブロッコリー	0.30	2房	65	0.20
	菜の花	0.26	お浸し小鉢1杯	60	0.16
	スイスチャード	0.25	お浸し小鉢1杯	60	0.15
	カリフラワー	0.23	大きめ3房	90	0.21
	西洋カボチャ	0.22	中1切れ	60	0.13
	水菜	0.18	2株	70	0.13
	トウモロコシ	0.14	中1本	175	0.25
	白菜	0.09	葉1枚半	150	0.14
野菜ジュース	トマトジュース	0.09	コップ1杯	200	0.18
	ニンジンジュース	0.08	コップ1杯	200	0.16

ビタミンB_{12}の多い食品

食品		100gあたり	1食分の量の参考例		
		ビタミンB_{12} μg	分量 g		ビタミンB_{12} μg
肉類	鶏レバー	44	焼鳥串1本	30	13.2
魚介類	イワシ	16	中1尾	53	8.5
	サンマ	16	中1尾	100	16.0
	ホタルイカ	14	4～5はい	30	4.2
	サバ	13	切り身1枚	80	10.4
	アジ	13	中1尾	60	7.8
	シジミ	68	12個	5	3.4
	アサリ	52	8個	20	10.4
	ハマグリ	28	中3個	36	10.1
	カキ	23	大3個	60	13.8
	ホタテ	11	中3個	90	9.9
	サンマ缶（蒲焼）	18	1缶	80	14.4
	イワシ缶（蒲焼）	14	1缶	80	11.2
	イワシ缶（水煮）	12	1缶	80	9.6
	サバ缶（水煮）	12	1/2缶	75	9.0
魚卵	すじこ	54	3切れ	30	16.2
	いくら	47	大さじ2杯	32	15.0
	たらこ	18	3切れ	27	4.9
	数の子	11	2切れ	30	3.3
	辛子明太子	11	3切れ	27	3.0
卵	うずら卵	5	4個	43	2.0

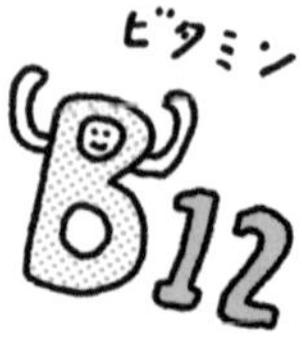

葉酸の多い食品

食品		100gあたり	1食分の量の参考例		
		葉酸 μg	分量 g		葉酸 μg
肉類	鶏レバー	1300	焼鳥串1本	30	390
魚介類	ホタテ	87	中3個	90	78
大豆食品	納豆	120	1パック	50	60
果物	ドライマンゴー	260	2枚	20	52
	ライチー	100	4個	60	60
	イチゴ	90	中粒6個	90	81
きのこ類	ヒラタケ	92	1/2パック	50	46
	エノキタケ	75	1/2パック	50	38
藻類	海苔	1900	1枚	3	57
野菜	菜の花	340	お浸し小鉢1杯	60	204
	エダ豆	320	10さや	20	64
	モロヘイヤ	250	お浸し小鉢1杯	70	175
	芽キャベツ	240	大2個	40	96
	ブロッコリー	220	2房	65	143
	ホウレン草	210	お浸し小鉢1杯	70	147
	アサツキ	210	5本	25	53
	春菊	190	3株	51	97
	アスパラガス	190	2本	40	76
	ちぢみ雪菜	180	お浸し小鉢1杯	70	126
	ルッコラ	170	10枚	30	51
	水菜	140	2株	70	98
	クワイ	140	3個	45	63
	スイスチャード	120	お浸し小鉢1杯	60	72
	空心菜	120	1/2束	60	72
	ニンニクの芽	120	6本	50	60
	豆苗	120	1/2袋	50	60
	ソラ豆	120	10粒	42	50
	小松菜	110	お浸し小鉢1杯	70	77
	オクラ	110	中5本	50	55
	ニラ	100	1/2束	50	50
	トウモロコシ	95	中1本	175	166
	カリフラワー	94	大きめ3房	90	85
	大豆もやし	85	1/2袋	100	85
	キャベツ	78	ゆでたもの中皿1枚	100	78
	白菜	61	葉1枚半	150	92

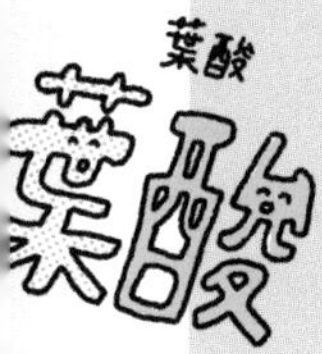

ビタミンCの多い食品

食品		100gあたり	1食分の量の参考例		
		ビタミンC mg	分量 g		ビタミンC mg
いも類	ジャガイモ	28	中1個	110	31
	サツマイモ	25	太め1/2本	140	35
種実類	クリ	33	大きめ5個	110	36
果物	キウイフルーツ	71	中1個	80	57
	柿	70	中1/2個	80	56
	イチゴ	62	中6粒	90	56
	ネーブルオレンジ	60	中1個	100	60
	キンカン	49	5粒	88	43
	ハッサク	40	1/2個	110	44
	グレープフルーツ	36	1/2個	100	36
	ミカン	35	大きめ1個	121	42
野菜	赤ピーマン	170	1/2個	63	107
	芽キャベツ	160	大2個	40	64
	黄ピーマン	150	1/2個	63	95
	オレンジピーマン	150	1/2個	63	95
	ブロッコリー	140	2房	65	91
	菜の花	130	お浸し小鉢1杯	60	78
	カリフラワー	81	大きめ3房	90	73
	ケール	81	お浸し小鉢1杯	70	57
	ゴーヤ	76	1/4本	50	38
	緑ピーマン	76	1個	46	35
	ちぢみ雪菜	69	お浸し小鉢1杯	70	48
	モロヘイヤ	65	お浸し小鉢1杯	70	46
	水菜	55	2株	70	39
	レンコン	48	厚さ1cm2枚	80	38
	グリーンボール	47	ゆでたもの中皿1枚	100	47
	西洋カボチャ	43	中1切れ	60	26
	キャベツ	41	ゆでたもの中皿1枚	100	41
	トウガン	39	5x4cm大2個	100	39
	小松菜	39	お浸し小鉢1杯	70	27
	ホウレン草	35	お浸し小鉢1杯	70	25
	ミニトマト	32	5個	75	24
	白菜	19	葉1枚半	150	29
果物ジュース	グレープフルーツジュース	38	コップ1杯	200	76
	オレンジジュース	22	コップ1杯	200	44

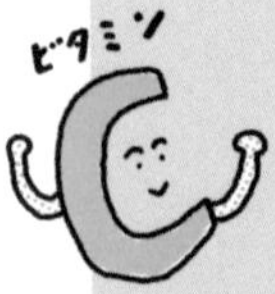

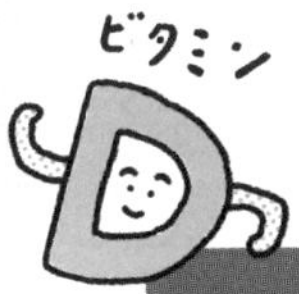

ビタミンDの多い食品

食品		100gあたり	1食分の量の参考例		
		ビタミンD μg	分量 g		ビタミンD μg
魚介類（生鮮）	ベニザケ	33	切り身1枚	80	26.4
	イワシ	32	中1尾	53	17.0
	サンマ	16	中1尾	100	16.0
	イサキ	15	1尾	130	19.5
	ギンザケ	15	切り身1枚	80	12.0
	カレイ	13	中1/2尾	100	13.0
	マグロ	12	刺身4切れ	80	9.6
	カマス	11	1尾	70	7.7
	カツオ	9	刺身4切れ	80	7.2
	アジ	9	中1尾	60	5.3
	カジキ	9	切り身1枚	80	7.0
	アユ	8	1尾	50	4.0
	サバ	5	切り身1枚	80	4.1
	アンコウ肝	110	―	15	16.5
魚介類（加工品）	イワシみりん干し	53	1/2枚	14	7.4
	ウナギ蒲焼	19	1串	80	15.2
	煮干し	18	大5尾	16	2.9
	シラス干し	12	大さじ3杯	14	1.7
	イワシ缶（味付）	20	1缶	80	16.0
	サンマ缶（蒲焼）	12	1缶	80	9.6
	サバ缶（水煮）	11	1/2缶	75	8.3
	イワシ缶（水煮）	6	1缶	80	4.8
	カツオ缶（油漬）	4	1缶	80	3.2
	ツナ缶（油漬：ホワイト）	4	1缶	80	3.2
魚卵	すじこ	47	3切れ	30	14.1
	いくら	44	大さじ2杯	32	14.1
	数の子	17	2切れ	30	5.1
卵	鶏卵	4	1個	50	1.9
肉	牛肉リブロース	2	―	100	2.2
きのこ類	干しキクラゲ	85	3個	1	0.9
	干しシイタケ	17	大1個	4	0.7
	マイタケ	5	1/2パック	50	2.5
	ヒラタケ	2	1/2パック	50	1.2
	エリンギ	1	中1本	45	0.5

ビタミンEの多い食品

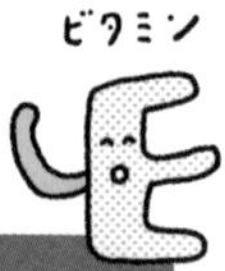

食品		100gあたり ビタミンE mg	1食分の量の参考例 分量 g		1食分の量の参考例 ビタミンE mg
魚介類	ウナギ蒲焼	4.9	1串	80	3.9
	ハマチ	4.6	切り身1枚	80	3.7
	サバ缶（水煮）	3.2	1/2缶	75	2.4
種実類	アーモンド	30.0	17粒	20	6.0
	落花生（煎り）	11.0	8さや	20	2.2
油	綿実油	28.3	小さじ2杯	8	2.3
	サラダ油	13.0	小さじ2杯	8	1.0
果物	アボカド	3.3	小1個	120	4.0
	キンカン	2.6	5粒	88	2.3
大豆食品	調整豆乳	2.2	コップ1杯	200	4.4
野菜	モロヘイヤ	6.5	お浸し小鉢1杯	70	4.6
	西洋カボチャ	4.9	中1切れ	60	2.9
	赤ピーマン	4.3	1/2個	63	2.7
	フキノトウ	3.2	2個	20	0.6
	オレンジピーマン	3.1	1/2個	63	2.0
	カブの葉	3.1	軸2本分	20	0.6
	ブロッコリー	3.0	2房	65	2.0
	クワイ	3.0	3個	45	1.4
	菜の花	2.9	お浸し小鉢1杯	60	1.7
	ニラ	2.5	1/2束	50	1.3
	ケール	2.4	お浸し小鉢1杯	70	1.7
	黄ピーマン	2.4	1/2個	63	1.5
	空心菜	2.2	1/2束	60	1.3
	ホウレン草	2.1	お浸し小鉢1杯	70	1.5
	アルファルファ	1.9	1/2袋	100	1.9
	水菜	1.8	2株	70	1.3
	日本カボチャ	1.8	中1切れ	60	1.1
	スイスチャード	1.7	お浸し小鉢1杯	60	1.0
	春菊	1.7	3株	51	0.9
	豆苗	1.6	1/2袋	50	0.8
	アスパラガス	1.5	2本	40	0.6
	ワケギ	1.4	お浸し小鉢1/2杯	40	0.6
	オクラ	1.2	中5本	50	0.6
野菜ジュース	ミックスジュース	1.0	コップ1杯	200	2.0
	トマトジュース	0.7	コップ1杯	200	1.4

ビタミンKの多い食品

食品		100gあたり	1食分の量の参考例		
		ビタミンK μg	分量 g		ビタミンK μg
大豆食品	納豆	600	1パック	50	300
藻類	カットワカメ	1600	酢の物1人分	3	48
魚介類	ツナ缶（油漬）	44	小1缶	80	35
肉類	鶏皮	120	焼鳥串2本	60	72
野菜	パセリ	850	1本	5	43
	シソ	690	5枚	5	35
	モロヘイヤ	640	お浸し小鉢1杯	70	448
	ちぢみ雪菜	390	お浸し小鉢1杯	70	273
	カブの葉	340	軸2本分	20	68
	おかひじき	310	小鉢1/2杯	50	155
	ホウレン草	270	お浸し小鉢1杯	70	189
	つまみ菜	270	お浸し小鉢1/2杯	50	135
	菜の花	250	お浸し小鉢1杯	60	150
	空心菜	250	1/2束	60	150
	春菊	250	3株	51	128
	三ツ葉	220	お浸し小鉢1/2杯	40	88
	ケール	210	お浸し小鉢1杯	70	147
	小松菜	210	お浸し小鉢1杯	70	147
	ブロッコリー	210	2房	65	137
	豆苗	210	1/2袋	50	105
	ルッコラ	210	10枚	30	63
	かいわれ大根	200	1/2パック	22	43
	スイスチャード	180	お浸し小鉢1杯	60	108
	ニラ	180	1/2束	50	90
	ワケギ	170	お浸し小鉢1/2杯	40	68
	リーフレタス	160	3枚	30	48
	サニーレタス	160	3枚	30	48
	セリ	160	10本	26	42
	芽キャベツ	150	大2個	40	60
	水菜	120	2株	70	84
	チンゲン菜	84	1/2株	43	36
	キャベツ	78	ゆでたもの中皿1枚	100	78
	オクラ	71	中5本	50	36
	白菜	59	葉1枚半	150	89
	大豆もやし	57	1/2袋	100	57

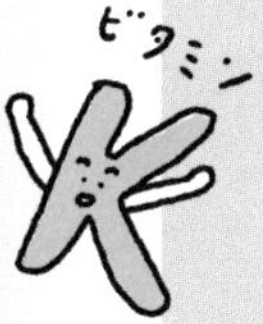

カリウムの多い食品

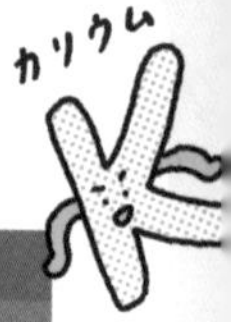

食品		100gあたり	1食分の量の参考例		
		カリウム mg	分量 g		カリウム mg
いも類	サトイモ	640	中2個	100	640
	ヤマトイモ	590	カップ1/2杯	100	590
	ナガイモ	430	4cm長さ	120	516
	ジャガイモ	420	中1個	110	462
	サツマイモ	380	太め1/2本	140	532
大豆食品	納豆	660	1パック	50	330
	ゆで大豆	530	小鉢1/2杯	50	265
魚介類	サワラ	1200	切り身1枚	80	960
	カンパチ	490	刺身4切れ	80	392
	タイ	490	中1尾	100	490
肉類	豚ひれ肉	430	——	80	344
	鶏ささみ	430	1本	80	344
	牛サーロイン	370	1枚	100	370
果物	アボカド	590	小1個	120	708
	バナナ	590	1本	100	590
	スイカ	120	1/12個	550	660
きのこ類	マツタケ	1000	小1本	38	380
藻類	ひじき	6400	煮物小鉢1杯	10	640
野菜	切干し大根	3500	小鉢1/2杯	10	350
	スイスチャード	1200	お浸し小鉢1杯	60	720
	ホウレン草	690	お浸し小鉢1杯	70	483
	おかひじき	680	お浸し小鉢1/2杯	50	340
	ちぢみ雪菜	570	お浸し小鉢1杯	70	399
	モロヘイヤ	530	お浸し小鉢1杯	70	371
	小松菜	500	お浸し小鉢1杯	70	350
	水菜	480	2株	70	336
	ブロッコリー	460	2房	65	299
	レンコン	440	厚さ1cm2枚	80	352
	カリフラワー	410	大きめ3房	90	369
	レッドキャベツ	310	ゆでたもの中皿1枚	100	310
	トウモロコシ	290	中1本	175	508
	大根	230	厚さ4cm	150	345
	白菜	220	葉1枚半	150	330
野菜ジュース	ニンジンジュース	280	コップ1杯	200	560
	トマトジュース	260	コップ1杯	200	520

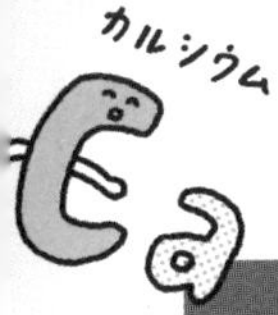

カルシウムの多い食品

食品		100gあたり	1食分の量の参考例		
		カルシウム mg	分量 g		カルシウム mg
乳製品	プロセスチーズ	630	6Pチーズ2個	34	214
	低脂肪乳	130	コップ1杯	200	260
	ヨーグルト	120	小カップ1個	100	120
	牛乳	110	コップ1杯	200	220
	ヨーグルトドリンク	110	コップ1杯	200	220
豆腐加工品	高野豆腐	630	1枚	17	107
	油揚げ	310	1枚	30	93
	がんもどき	270	直径8cm1/2枚	50	135
	木綿豆腐	93	1/2丁	150	140
	絹ごし豆腐	75	1/2丁	150	113
魚介類	煮干し	2200	大5尾	16	352
	サクラエビ素干し	2000	大さじ2杯	5	100
	小アジ（骨付き）	780	2尾	50	390
	イワシ丸干し	570	中2尾	30	171
	イカナゴ佃煮	470	5尾	15	71
	ワカサギ	450	中2尾	40	180
	シシャモ生干し	330	中2尾	40	132
	イワシ缶（水煮）	320	1缶	80	256
	サバ缶（水煮）	260	1/2缶	75	195
	アユ	250	1尾	50	125
	サケ缶（水煮）	190	1缶	90	171
種実類	ゴマ	1200	大さじ1杯	9	108
藻類	ひじき	1000	煮物小鉢1杯分	10	100
果物	キンカン	80	5粒	88	70
野菜	切干し大根	500	小鉢1/2杯	10	50
	モロヘイヤ	260	お浸し小鉢1杯	70	182
	ケール	220	お浸し小鉢1杯	70	154
	水菜	210	2株	70	147
	つまみ菜	210	お浸し小鉢1/2杯	50	105
	ちぢみ雪菜	180	お浸し小鉢1杯	70	126
	小松菜	170	お浸し小鉢1杯	70	119
	菜の花	160	お浸し小鉢1杯	60	96
	つるむらさき	150	お浸し小鉢1杯	60	90
	春菊	120	3株	51	61
	白菜	43	葉1枚半	150	65

マグネシウムの多い食品

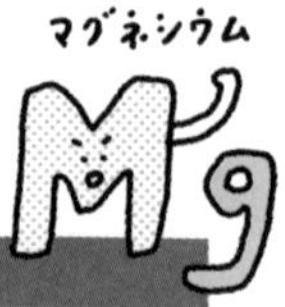

食品		100gあたり マグネシウム mg	1食分の量の参考例 分量 g		マグネシウム mg
大豆食品	油揚げ	150	1枚	30	45
	蒸し大豆	110	小鉢1/2杯	50	55
	納豆	100	1パック	50	50
	木綿豆腐	57	1/2丁	150	86
藻類	青海苔	1400	小さじ1	2	28
	ひじき	640	煮物小鉢1杯	10	64
	おぼろ昆布	520	汁物1椀	6	31
	生ワカメ	110	小鉢1/2分	50	55
魚介類	キンメダイ	73	切り身1切れ	80	58
	シラス干し	67	小鉢1杯分	40	27
	タコ	55	小さめの足1本	80	44
	ハマグリ	81	中3個	36	29
	カキ	65	大3個	60	39
	煮干し	230	大5尾	16	37
種実類	アーモンド	290	17粒	20	58
	カシューナッツ	240	13粒	20	48
	落花生（煎り）	200	8さや	20	40
穀類	オートミール	100	1食分	30	30
	玄米飯	49	茶碗1杯	140	69
いも類	サツマイモ	24	太め1/2本	140	34
果物	アボカド	34	小1個	120	41
	バナナ	32	1本	100	32
肉類	鶏ささみ	32	1本	80	26
野菜	スイスチャード	74	お浸し小鉢1杯	60	44
	ホウレン草	69	お浸し小鉢1杯	70	48
	ゴボウ	54	煮物用5切れ	50	27
	おかひじき	51	お浸し小鉢1/2杯	50	26
	オクラ	51	中5本	50	26
	モロヘイヤ	46	お浸し小鉢1杯	70	32
	ケール	44	お浸し小鉢1杯	70	31
	トウモロコシ	37	中1本	175	65
	水菜	31	2株	70	22
	ちぢみ雪菜	30	お浸し小鉢1杯	70	21
	ブロッコリー	29	2房	65	19
	大豆もやし	23	1/2袋	100	23

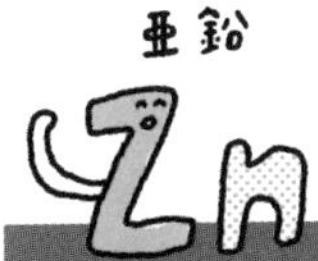

亜鉛の多い食品

食品		100gあたり	1食分の量の参考例		
		亜鉛 mg	分量 g		亜鉛 mg
肉類	牛もも肉	4.1	──	80	3.3
	牛サーロイン	3.9	──	100	3.9
	豚肩肉	3.1	──	80	2.5
	豚もも肉	2.2	──	80	1.8
	鶏もも肉	1.6	──	80	1.3
	鶏レバー	3.3	焼鳥串1本	30	1.0
魚介類	シシャモ（生干し）	2.0	中2尾	40	0.8
	タラバガニ	3.2	足1本	45	1.4
	イイダコ	3.1	1/4杯	60	1.9
	カキ	14.0	大3個	60	8.4
	ホタテ	2.7	中3個	90	2.4
	ウナギ蒲焼	2.7	1串	80	2.2
	サバ缶（水煮）	1.7	1/2缶	75	1.3
魚卵	たらこ	3.1	3切れ	27	0.8
	数の子	2.3	2切れ	30	0.7
種実類	カシューナッツ	5.4	13粒	20	1.1
	アーモンド	3.1	17粒	20	0.6
	クルミ	2.6	5粒	30	0.8
大豆食品	高野豆腐	5.2	1枚	17	0.9
	油揚げ	2.5	1枚	30	0.8
	納豆	1.9	1パック	50	1.0
穀類	オートミール	2.1	1食分	30	0.6
	ライ麦パン	1.3	1枚	67	0.9
いも類	ヤマトイモ	0.6	カップ1/2杯	100	0.6
きのこ類	ヒラタケ	1.0	1/2パック	50	0.5
	マイタケ	0.7	1/2パック	50	0.4
藻類	海苔	3.6	1枚	3	0.1
	カットワカメ	2.8	酢の物1人分	3	0.1
卵	鶏卵	1.1	1個	50	0.6
乳製品	パルメザンチーズ	7.3	大さじ1	6	0.4
	プロセスチーズ	3.2	6Pチーズ2個	34	1.1
野菜	クワイ	2.2	3個	45	1.0
	ソラ豆	1.4	10粒	42	0.6
	トウモロコシ	1.0	中1本	175	1.8
	ちぢみ雪菜	0.9	お浸し小鉢1杯	70	0.6

鉄の多い食品

食品		100gあたり	1食分の量の参考例		
		鉄 mg	分量 g		鉄 mg
穀類	オートミール	3.9	1食分	30	1.2
	ベーグル	1.3	1個	90	1.2
いも類	ジャガイモ	1.0	中1個	110	1.1
大豆食品	きな粉	9.2	大さじ2杯	14	1.3
	高野豆腐	7.5	1枚	17	1.3
	納豆	3.3	1パック	50	1.7
	厚揚げ	2.6	1/2枚	110	2.9
	木綿豆腐	1.5	1/2丁	150	2.3
	豆乳	1.2	コップ1杯	200	2.4
肉類	鶏レバー	9.0	焼鳥串1本	30	2.7
	牛ひれ肉	2.8	──	80	2.2
	牛もも肉	2.6	──	80	2.1
	牛ひき肉	2.4	──	80	1.9
	牛サーロイン	2.2	──	100	2.2
魚介類	煮干し	18.0	大5尾	16	2.9
	イワシ	2.1	中1尾	53	1.1
	カキ	2.1	大3個	60	1.3
	カツオ	1.9	刺身4切	80	1.5
魚介缶詰	アサリ缶（水煮）	30.0	1/2缶	42	1.3
	イワシ缶（水煮）	2.6	1缶	80	2.1
	サバ缶（味噌煮）	2.0	1/2缶	75	1.5
	ツナ缶（油漬）	1.8	1缶	80	1.4
卵	うずら卵	3.1	4個	43	1.3
野菜	スイスチャード	3.6	お浸し小鉢1杯	60	2.2
	つまみ菜	3.3	お浸し小鉢1/2杯	50	1.7
	ちぢみ雪菜	3.0	お浸し小鉢1杯	70	2.1
	菜の花	2.9	お浸し小鉢1杯	60	1.7
	小松菜	2.8	お浸し小鉢1杯	70	2.0
	水菜	2.1	2株	70	1.5
	ホウレン草	2.0	お浸し小鉢1杯	70	1.4
	春菊	1.7	3株	51	0.9
	空心菜	1.5	1/2束	60	0.9
	トウモロコシ	0.8	中1本	175	1.4

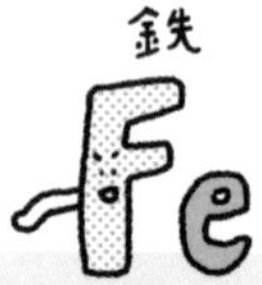

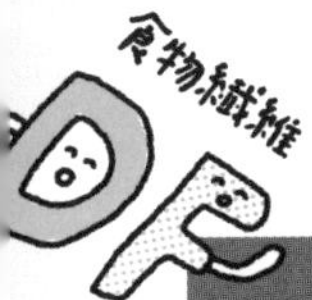

食物繊維の多い食品①

食品		100gあたり		1食分の量の参考例		
		総量 g	水溶性食物繊維 g	分量 g		総量 g
穀類	オートミール	9.4	3.2	1食分	30	2.8
	全粒粉パン	4.5	0.9	1枚	61	2.7
	麦飯	4.2	──	茶碗1杯	140	5.9
	ソバ	2.9	0.5	1食分	160	4.6
豆類	金時豆	13.6	1.5	小鉢1/2杯	50	6.8
	小豆つぶあん	5.7	0.5	小鉢1/2杯分	50	2.9
大豆食品	おから（生）	11.5	0.4	卯の花小鉢1杯	50	5.8
	大豆水煮	8.5	0.9	小鉢1/2杯	50	4.3
	納豆	6.7	2.3	1パック	50	3.4
いも類	サツマイモ	2.8	0.9	太め1/2本	140	3.9
	ナガイモ	2.5	0.7	長さ4cm	120	3.0
	サトイモ	2.3	0.8	中2個	100	2.3
種実類	落花生（煎り）	11.4	0.3	8さや	20	2.3
	アーモンド	10.1	1.1	17粒	20	2.0
	甘栗	8.5	1.0	10個	51	4.3
	クルミ	7.5	0.6	5粒	30	2.3
	ヘーゼルナッツ	7.4	0.9	18粒	20	1.5
	クリ	4.2	0.3	大きめ5個	110	4.6
きのこ類	シイタケ	4.9	0.4	2個	42	2.1
	マツタケ	4.7	0.3	小1本	38	1.8
	エノキタケ	3.9	0.4	1/2パック	50	2.0
	ヒラタケ	3.8	0.3	1/2パック	50	1.9
	マイタケ	3.5	0.3	1/2パック	50	1.8
	ナメコ	3.4	1.0	1/2パック	50	1.7
	エリンギ	3.4	0.2	中1本	45	1.5
	マッシュルーム	3.3	0.1	5個	60	2.0
藻類	ひじき	51.8	──	小鉢1/2分	7	3.6
	刻み昆布	39.1	──	小鉢1/2分	10	3.9
	おぼろ昆布	28.2	──	汁物1人分	6	1.7
	生ワカメ	3.6	──	小鉢1/2分	50	1.8
	メカブ	3.4	──	小鉢1/2分	50	1.7
果実	干し柿	14.0	1.3	2個	64	9.0
	アンズ（乾燥）	9.8	4.3	3個	24	2.4
	プルーン（乾燥）	7.1	3.4	3個	24	1.7
	アボカド	5.6	1.7	小1個	120	6.7

食物繊維の多い食品②

食品		100gあたり		1食分の量の参考例		
		総量 g	水溶性食物繊維 g	分量 g		総量 g
	キンカン	4.6	2.3	5粒	88	4.0
	キウイフルーツ	2.6	0.6	中1個	80	2.1
果実	リンゴ	1.9	0.5	中1/2個	134	2.5
	イチジク	1.9	0.7	中2個	120	2.3
	マンゴー	1.3	0.6	小1個	150	2.0
	ラッキョウ	20.7	18.6	5個	25	5.2
	グリーンピース	7.7	0.6	1/3カップ	40	3.1
	モロヘイヤ	5.9	1.3	お浸し小鉢1杯	70	4.1
	ゴボウ	5.7	2.3	煮物用5切れ	50	2.9
	芽キャベツ	5.5	1.4	大2個	40	2.2
	ブロッコリー	5.1	0.9	2房	65	3.3
	オクラ	5.0	1.4	中5本	50	2.5
	菜の花	4.2	0.7	お浸し小鉢1杯	60	2.5
	ちぢみ雪菜	3.9	1.3	お浸し小鉢1杯	70	2.7
	ニンニクの芽	3.8	0.7	6本	50	1.9
	ケール	3.7	0.5	お浸し小鉢1杯	70	2.6
	西洋カボチャ	3.5	0.9	中1切れ	60	2.1
	スイスチャード	3.3	0.5	お浸し小鉢1杯	60	2.0
野菜	春菊	3.2	0.8	3株	51	1.6
	空心菜	3.1	0.4	1/2束	60	1.9
	トウロモコシ	3.0	0.3	中1本	175	5.3
	水菜	3.0	0.6	2株	70	2.1
	カリフラワー	2.9	0.4	大きめ3房	90	2.6
	ホウレン草	2.8	0.7	お浸し小鉢1杯	70	2.0
	日本カボチャ	2.8	0.7	中1切れ	60	1.7
	米ナス	2.4	0.3	厚さ3cm	62	1.5
	大豆もやし	2.3	0.2	1/2袋	100	2.3
	レンコン	2.0	0.2	厚み1cm2枚	80	1.6
	キャベツ	1.8	0.4	ゆでたもの 中皿1枚分	100	1.8
	カブ	1.5	0.3	中1個	100	1.5
	大根	1.4	0.5	厚さ4cm	150	2.1
	白菜	1.3	0.3	葉1枚半	150	2.0
野菜ジュース	ミックスジュース	0.9	──	コップ1杯	200	1.8

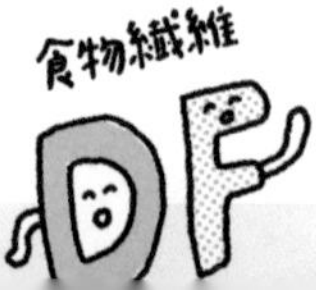

ま

や

ら

は

た

な

さ

本文索引

A-Z

あ

佐藤秀美（さとう・ひでみ）

学術博士。栄養士。日本獣医生命科学大学客員教授。

横浜国立大学を卒業後、9年間電機メーカーで調理機器の研究開発に従事。その後、お茶の水女子大学大学院修士・博士課程を修了。専門は食物学。複数の大学で教鞭をとるかたわら、専門学校を卒業し、栄養士免許を取得。著書に『おいしさをつくる熱の科学』『栄養「こつ」の科学』（柴田書店）、『キッチンの科学〜おいしさと健康を考える〜』（同文書院）、『天ぷらのサイエンス』（共著・誠文堂新光社）など。

野菜が決め手 栄養の「こつ」

Q&Aでよくわかる 健康生活のための野菜のとり方

初版印刷　2023年 4月30日
初版発行　2023年 5月15日

著者©　佐藤秀美

発行者　丸山兼一
発行所　株式会社柴田書店
〒113-8477 東京都文京区湯島3-26-9 イヤサカビル
営業部　03-5816-8282（注文・問合せ）
書籍編集部　03-5816-8260
https://www.shibatashoten.co.jp

印刷・製本　株式会社文化カラー印刷

ISBN 978-4-388-15455-5　Printed in Japan　©Hidemi Sato